「とらわれ」「適応障害」から自由になる本

不透明な時代の心の守り方

勝久寿 Katsu Hisatoshi
精神科医・医学博士

さくら舎

プロローグ

誰もがとらわれやすい状態で生きている

精神科の診療場面は真剣勝負です。患者さんの悩みと、患者さんと一緒に闘うのです。私の25年以上にわたる臨床《りんしょう》経験の中で、近年「もっとも身近でもっとも手ごわい心理現象」と感じているもの、それは「とらわれ」です。

「常識にとらわれるな」
「目先の利益にとらわれるな」
「気持ちにとらわれるな」

などのように、以前から「ひとつのことにとらわれるのはよくない」と日常生活のさまざまな場面でいわれてきました。それほど私たちは、気分や観念、欲望などいろいろなことにとらわれやすい存在といえます。

このように、とらわれは以前からある心理現象ですが、近年、とくに生じやすく、そのうえ強固になっています。それは、個人の問題というより、社会環境が大きく変化していることが要因だと考えます。

心がとらわれてしまう原因のひとつに、自分以外のこと、つまり外の世界が「不透明」になっていることがあります。外側の世界が見えにくくなると、自然に意識は心の内側に向きやすくなります。**意識が内側に向かうほど、意識はひとつのことに集中していき、結果、「とらわれ」という心理状態が生まれる**のです。

『不確実性の時代』をジョン・K・ガルブレイスが出版してから40年以上たちます。それ以降も、グローバル化が急速に進み世界がつながったことで、ある国で起こったことがすぐに世界に波及するなど、不確実な要素がますます増えています。しかも、そのことが格差や貧困といった我々の身近な生活にも影響をおよぼしています。

さらに、東日本大震災、原発事故、異常気象、パンデミックと、「まさか」ということが次々に起こり、「いつ何が起こるのかわからない」という不透明さが、**私たちに持続的な緊張感をもたらし意識を心の内側に向かわせています**。

加えて、急速なインターネットやSNSの普及も、意識の内向きをいっそう助長しています。たとえば、何か知りたいことがあってネットで検索すると、それに興味を示したとサイト側が判断して、関連する記事を案内してきます。

しかも、「確証バイアス」といって、人は自分の考えを支持したり、都合のいい情報ばかりを無意識に集めてしまい、一方で自分の考えに反対したり、不都合な情報を無視したり集めようとしなかったりする傾向があります。そのため、ツイッターでも価値観の近い人をフォローすることが多く、異なる価値観に触れにくくなります。

たとえば、「今の政府は信頼できる」と思う人は政策に好意的な記事やツイートばかりを見ますし、「政府のいうことは信用できない」と思う人は政策のミスや失態を指摘する記事ばかりを見る傾向があるので、情報を集めるほど考えが極端になって、かえって不合理な選択をしてしまいます。

このようにネット社会というのは、便利な反面、自分の考えが凝り固まって、とらわれやすい状態をつくります。今の世の中、「生きにくさ」を感じている人が少なくないのは、社会全体がとらわれやすい状況にあることも大きいのではないかと思います。

そこに降って湧いた新型コロナウイルス感染症の問題。コロナ禍の現在は、「うつったらどうしよう」「うつしたらどうしよう」という感染に対する恐怖や、「この先、会社や自分はどうなるんだろう」と将来に対する不安などが常につきまとい、気持ちが内向きになってさらにとらわれやすくなっています。

しかも、新型コロナによるパンデミックによって世界規模での社会経済活動の波乱がもたらされた現在は、ますます先を見通せない「超不確実性の時代」といえるでしょう。私たちは、ＶＵＣＡ：Volatility（変動性）、Uncertainty（不確実性）、Complexity（複雑性）、Ambiguity（曖昧性）と呼ばれるような「不透明な社会状況」に対応せざるをえない状態です。つまり、誰もがとらわれやすい状態にあるのです。

このように、「とらわれ」は、現代人の誰にとっても身近な心理現象です。しかし、そのことを意識している人は、あまりいないのではないかと思います。

とらわれが手ごわいのは、そうして**知らず知らずのうちに心がとらわれの状態に陥《おちい》ってしまうと、そのことから逃れられなくなり、不安や抑うつがどんどん増幅して心が疲弊してしまうからです。**その結果、さまざまな精神疾患へとつながっていくこともあります。

私のクリニックにも、とらわれに苦しんでいる方が日々訪れます。

過去を悔《く》やんで今を無駄にしている人。

未来を恐れて何もできなくなっている人。

何かに依存して自分を見失っている人。

状態はさまざまですが、とらわれていることを自覚している人はほんのわずかです。

とらわれをなかなか自覚できないのには、いくつか理由があります。

ひとつには、たとえば「仕事でミスをした」とか「友だちとケンカした」とか、とらわれのきっかけとなる出来事が誰にとっても理解できる身近なもののため、問題になっていても気づきにくいことがあります。

また、とらわれは主観的な自分の考えに対して生じる心理現象のため、完全にとらわれてしまうと客観的な視点を持てなくなり、自覚することが困難になります。

さらにいえば、人はそもそも主観的な世界から完全に離れることはできません。「客観的になる」といっても、それは主観から完全に離れるわけではなく、主観と客観がかなり近づいた状態ということです。つまり、**私たちの心はそれだけとらわれやすい弱さを持っているのです。**

そしてもうひとつ、戦争や非常時など集団でとらわれている場合には、ほとんどの人は無意識にとらわれているため自覚することができません。むしろ、この場合は、とらわれていないほうが同調圧力によって生活しにくくなるということがよくあります。

たとえば、新型コロナウイルス感染症が拡大しはじめた当初、感染を恐れるあまり自粛をしていない人を糾弾《きゅうだん》してしまう「自粛警察」と呼ばれる人たちのことが話題にもなりま

表1　あなたは大丈夫？
【とらわれのチェックリスト】

とらわれている	とらわれていない
いつも頭から離れないことがある	必要に応じて考えられる
嫌な予感がすることが多い	嫌な予感も良い予感もある
不安になりがちである	不安なときも安心なときもある
くよくよと後悔しがちである	過去には良いことも悪いこともあった
自分の苦しさをわかる人はいない	わかってくれる人はいると思う
自分は不幸な境遇だ	みんなそれぞれ悩みがある
まわりにはついていけない	みんなお互いさまだと思う
会話の輪に入ることが苦手	会話は楽しいことが多い
相手の話が頭に入ってこない	相手の話に興味が持てる
身体の不調が気になることが多い	身体の調子はその日による
どうにもならないことを考えてしまう	今できることを考える
～べきと思いがちである	できることには限度がある
取り越し苦労が多い	物事はやってみないとわからない
余計なことはしたくない	必要なことはやってみる
変化は望んでいない	変化があるのは仕方ない

ここに掲載したチェックリストは、簡単にとらわれに気づくためのものです。また、とらわれていない状況を知ることにも役立ちます。多く当てはまればとらわれている可能性が高いといえるでしょう。

した。とらわれは善良な人をも鬼にしてしまうことがあるのです。
もしも今のあなたが「生きにくさ」を感じているとしたら、そうして自覚のないまま何かにとらわれてしまっているかもしれません（表1）。

心がストレスにとらわれて……

繰り返しますが、とらわれを放置していると心身が疲弊し、やがてさまざまな精神疾患《しっかん》に陥る危険があります。そうしたとらわれの心理現象が中心的な症状となる疾患が「適応障害」です。

適応障害は、学校や職場、家庭などのある特定の出来事や状況がストレスとなり、そのことにとらわれることで、情緒面や身体面、行動面に症状があらわれ、その人の社会生活が大きく阻害《そがい》されてしまう疾患です。

「仕事でミスをした」
「上司に叱られた」
「恋人（配偶者）とケンカした」
「ママ友とうまく付き合えない」

「友だちから仲間はずれにされた」

「引っ越しをした」

これらは、ごく普通に生活をしている人が当たり前に遭遇するストレスです。しかし、こうした日常的なストレスによって苦しい思いをしている方は決して少なくありません。

「上司に叱られてから、またミスをしたらどうしようと不安で仕方がない」

「ママ友とのお付き合いがおっくうで本当は公園に行きたくないけど、子どものために我慢している」

このように、なんとか普段通りの生活を続けているけれど、いつ心が折れてしまうかもしれないというギリギリの状態で頑張っていたりします。

しかし、心の問題というのはとてもデリケートです。

それまでなんとか対応できていた日常的なストレスに、ある日突然耐えられなくなって、心の病《やまい》を発症してしまうことがあります。それまでのストレスによる苦痛に積み重なったり、よくある出来事や環境の変化がきっかけになったりして、**心がストレスにとらわれるようになってしまうのです。それが適応障害です。**

とくに、就職や結婚などライフイベントによって日常の環境が大きく変化したようなときには、誰にでも可能性のある身近な疾患です。

頻度としては、さまざまな報告がありますが、精神科に通院している人の5〜20%が適応障害といわれています（『DSM－5精神疾患の診断・統計マニュアル』医学書院）。しかし、都市部にある私のクリニックでは、より大きな割合で適応障害の方が受診されており、しかも年々その割合は増えていると感じます。

また、一般的に「五月病」「新型うつ」という言葉がよく使われますが、どちらも正式な病名ではなく、実際には適応障害のカテゴリーと考えられます。この点からも、適応障害が誰にとっても身近な病だということを感じていただけるのではないでしょうか。

そして適応障害は、さらに重い疾患への「gateway（入り口）」ともいわれており（O'Donnell ML ら Int J Environ Res Public Health. 2019）、「うつ病」や「アルコール依存症などの物質関連障害」、またそのほかの精神疾患も、元は適応障害からはじまっていることがあります。日常的なストレスに対するとらわれが、適応障害を経て、さまざまな精神疾患へと発展していくことがあるのです。

ということは、適応障害を予防すること、さらにいえば、ストレスに対するとらわれを防ぐことは、そのほかのストレス疾患の予防にもつながるといえます。

仕事や家庭など社会生活上のよくあるストレス→とらわれ→適応障害→うつ病な

どさらに深刻な精神疾患

この流れを断ち切るには、ストレスに対するとらわれを防ぐことです。

しかし、生きている以上、ストレスをなくすことはできません。となれば、できることは、とらわれないようにすること、そして、そのことによって、ストレスに対して強くなること、つまり**ストレス耐性（レジリエンス）を上げる**ことです。

とらわれることがなくなり、ストレスに対して強くなれば、心は自由です。適応障害やそのほかのストレス性の疾患になる可能性も低くなります。

もやもややや息苦しさを感じている人へ

たとえば、つらい出来事や思い通りにならないことがあって、イライラしたり不安を感じたり夜よく眠れなくなることは誰にでもあります。しかし、苦痛なストレス体験やそれに伴う怒りや恐怖の感情、あるいはネガティブな思い込みなど、何かひとつのことにとらわれて、そこから離れられなくなってしまうと、心が縛られて不自由になり、窮屈な生き方になってしまいます。

また、とらわれに陥ると、自分自身の強みやまわりの支えなど大切なものを見失い、本来の力を発揮できなくなります。現在のような「不透明な時代」において、**自分の持てる力を十分に発揮できないことは、力不足よりも深刻な問題といえるかもしれません。**

本書の目的は、ひとりでも多くの方がとらわれから解放され、心の自由を得て、よりよい生活を送れるようになることです。生活の中でいかにとらわれを自覚して対処していくか、その方法をできる限りわかりやすくお伝えします。

とらわれと向き合うには、まず、「とらわれ」について知ることが大切です。人はどのようにしてとらわれていくのか、とらわれやすいのはどういう人なのかなど、とらわれの心理的メカニズムについて説明します。多少、専門的な話もありますが、ここを理解すればそのあとはスムーズに読み進められると思います。

さらに、自分の心理状態を、漠然とではなく具体的に把握できるよう、とらわれの元となるストレスとレジリエンスの関係を、私の考案したストレスと「心のバネ」のモデルを使って見える化し、わかりやすく解説します。

そして、ストレスととらわれの因果関係によって、誰もが発症する可能性があり、現代を生きる私たちにとってもっとも身近な疾患といえる適応障害についてお話しします。

適応障害の発症のメカニズムを知ることは、適応障害の中心的症状である「とらわれ」をより理解することにつながります。そして、適応障害の予防法・治療法は、そのままとらわれの予防策となり、また、とらわれてしまったときの脱し方になります。

本書は読み物ではなく、**とらわれから抜け出るための手引き**です。日々の生活の中で、何かもやもやしたものを感じていたり、息苦しさを感じていたりするのなら、きっと本書の中にその原因や対処法が見つかるでしょう。

第2章　ストレスと心の関係

第3章　誤解され続けてきた「適応障害」

第4章 「とらわれ」からはじまる適応障害

第5章 適応障害を防ぐ・治す

あとがき

「とらわれ」「適応障害」から自由になる本

——不透明な時代の心の守り方

本書にある症例は、主旨を保ちつつ人物が特定できないように加工したものです。

第1章 「とらわれ」の心のメカニズム

「精神的にとらわれる」とは

「とらわれ」とは、一般的に身体的または精神的に拘束《こうそく》されることとされています。そのうち、身体的にとらわれることについては、身体が牢屋《ろうや》に入るなどすぐにイメージがつくと思います。

一方、本書であつかう「精神的にとらわれる」ことについてはどうでしょう。広辞苑には「因襲・伝統・固定観念などに拘束される」とあり、新明解国語辞典（三省堂）には「本質に直接関係の無い事情に束縛《そくばく》されて、自由に考えることが出来なくなる」と説明されています。「何かに束縛されて自由に考えられなくなる」という点は共通していますが、それ以外は異なり、具体的にイメージするのは簡単ではないでしょう。

よく似た言葉に「執着」や「こだわり」があることも理解を難しくさせているようにも思います。執着も、「強く心が引かれて、とらわれること」と、とらわれの意味を含んでいます。こだわりも「こだわりの料理」などといい意味で用いられることもありますが、「些細《ささい》なことにこだわる」のように、好ましくない意味も含んでいます。

しかし、多くのとらわれた方々を診療した経験から、「精神的に何かにとらわれる」とは「その対象に執着したり、こだわったりしていることにとどまらない状態」であると考えるようになりました。

つまり、とらわれている人は、

「意識がその対象から離れられなくなるだけでなく、同時に主観的な世界（精神内界）に没入してしまい、まわりの世界（精神外界＝客観的事実）が見えなくなっている」

という状態だと気づいたのです。

そして、そのように心が不透明な壁に囲まれてしまうため、とらわれている人に「なんでそんなことを気にしているのか」「大したことではない」「もっと大事なことがあるだろう」とまわりから説得されても受け入れないばかりか、「まわりはわかってくれない」「自分だけが苦しい」となってしまうのです。とらわれが進むと心は完全に牢屋に閉じ込められてしまいます。

執着ととらわれの違いをもう少しわかりやすく説明すると、

「何かに執着しているときというのは、そのことに集中はしているけれど、ほかの人が心に語りかければそれに応じることができる状態」

「とらわれているときというのは、ほかのことは見えなくなり、心に語りかけても応じることのできない状態」

図1　とらわれるとは

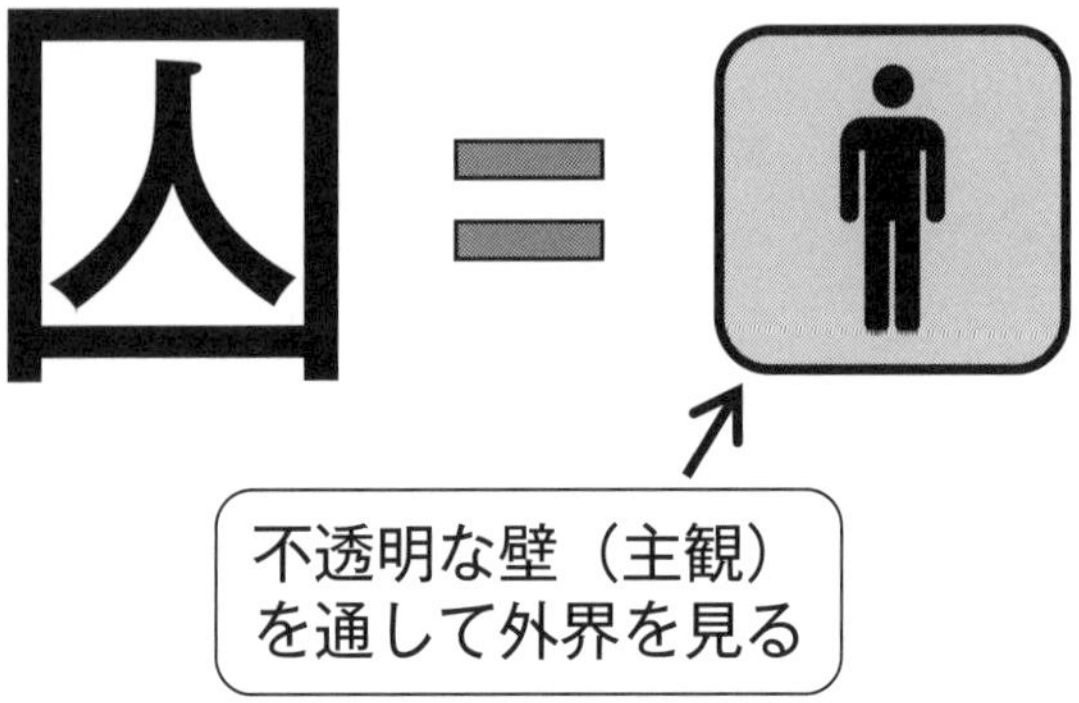

「囚」という文字の語源は「囲い＋人」です。人は「主観（精神内界）」という見えない壁を通して外界（精神外界）を見ています。主観が強くなりそれにとらわれるほど、不透明な壁の存在が増し、壁の中の主観が濃厚になって思い込みが増えていきます。

つまり、とらわれというのは、いわば精神が四角い牢の中に閉じ込められ、外界との交流が絶たれたことによって、どんどん内界に没入して主観が客観から遠ざかってしまう状態です。そうして思い込みがあっても気づけなくなるのです（図1）。

このような「心理的悪循環」が起こるメカニズムを「とらわれ」と呼び、「強迫性障害（強迫症）」や「社交不安障害（社交不安症）」などの神経症における中心的な病態であると提唱したのは、「森田療法」の創始者である森田《もりた》正馬《まさたけ》先生です。

ちなみに、「とらわれ」は「囚われ」「捕らわれ」「捉われ」などと書き、いずれも同じ意味を持つ異字同訓語ですが、「囚われ」という字がもっとも「精神的にとらわれた」状態を表していると思います。

▼とらわれの簡単な例

これからとらわれに対して少し複雑な話をしますが、その前に誰もが経験するような軽いとらわれの例でイメージしてほしいと思います。

皆さんも翌日に大事な行事を控えて眠れなくなったことがあると思います。「明日はうまくいくだろうか」「失敗したらどうしよう」などと考えて眠れなくなります。そのうちに「早く寝ないと明日にひびく」と眠れないことに焦《あせ》りを感じて、眠ろうとしますが、時計の音が気になったり、眠りを妨げるものに敏感になって眠れません。

何とか眠ろうとして、枕の高さを変えたり、何も考えないようにしますが、ドキドキと鼓動を強く感じてしまい、眠れないことで頭がいっぱいになります。とうとう空が白々と明け始め、「今寝たら大変。起きられない」と思った途端、強い睡魔が襲ってくるのです。

睡眠は無理にとれるものではないのに、眠ることにとらわれてしまって眠れず、眠ろうとするのをあきらめた途端にとらわれから解放されて、本来の睡眠の力が発揮されて眠くなってしまうという例です。

こうして人はとらわれていく

たとえば、仕事のミスや人間関係のもつれ、病気、大切な人やペットを失うなどの「実際の苦痛な体験」、あるいは「のどが何となく痛いがコロナに感染したかもしれない。誰かにうつしたかもしれない」などといった「想像上の苦痛な体験」は、いずれも不安や抑うつなどの感情を伴う「感情的体験」であり、感情と体験が結びついたまま「感情的記憶」として蓄えられます。

このときに、意識的あるいは無意識に「失敗してしまい、残念」「離れ離れになって、悲しい」「コロナに感染するのは怖い」などの素直な気持ちがあらわれます。

ここまでのプロセスは、つらく感じることもありますが自然なものといえます。

しかし、体験によるストレスが大きかったり、精神的に弱い点があったり、周囲のサポート（誰かに話を聞いてもらうとか手助けしてもらうなど）を得られなかったりするような状況にあると、感情的体験は通常より強い衝撃となって感情的記憶として心（脳）に刻《きざ》まれます。

このような強い感情的記憶を受け止められず、体験に対して警戒するようになると、将来の苦痛な体験への備えとして、「またあんな状況になったら苦しい」「（苦痛な体験を）避けられたら安心」というような「予期感情」が生まれます（予期感情は、将来の出来事に対して準備をするための感情を伴った考えや気持ちであり、その後の意思《いし》決定に大きな影響を与えます）。

そのとき予期感情に対して、その人の性格や状況に応じて特別な意味づけ（「あんなことになって生きる希望もない」「こんなことになったのは自分のせい」など）がなされ「思い込み」も生まれます。

そうして予期感情に引っ張られて、意識はどんどん心の内側（精神内界）に向かうようになります。これを「内向《ないこう》」といい、ここから「とらわれの悪循環」がはじまります。

以下は、ペットロスを例にあげながら説明していきます。

まず、予期感情が強いと、常にそれが念頭に置かれるようになり、その体験をしたときの状況（たとえば、愛犬を亡くした場合、その愛犬が死んだ経緯、場所、時期など）や、そのときと同じ心身の変化（ショックで身体がワナワナ震え号泣《ごうきゅう》したなど）に注意が向き、その体験に意識が集中するようになる「執着」がはじまります。

感情的体験に執着することで、何でもそのことに関連づけて考える（テレビで犬が映っているのを見ると愛犬のことを思い出すなど）ようになるため、「感情的反応」が起きやすくなります。

たとえば、愛犬が死んだときのような悲しみや不安がよみがえったり、「あのときに早く気づいてあげていれば」などの後悔や自責の念といった苦痛な考えが生じたりして、体験を避けたい気持ちも強くなります。

感情的反応の苦痛によって体験に対してますます執着するようになり、そのことでさらに感情的反応が強くなるということを交互に繰り返して、体験への感情が増幅します。

その増幅された感情が、感情的記憶を増強したり、克服する機会を奪うことで、さらな

図２　とらわれると事実と離れてしまう

とらわれると精神内界と精神外界（事実）との乖離が大きくなる。
つまり、主観的なイメージが優勢になり客観的判断ができなくなる。

何かにとらわれて精神が壁の中に閉じ込められた状態になると、その壁が邪魔になって外界の情報（客観的事実）が入りにくくなり、考え（主観）と事実（客観）との差がどんどん開いて、「思い込み」が強くなります。
精神内界と精神外界との色の差が主観と客観の乖離の程度をあらわしています。

る予期感情（たとえば、「新しいペットを迎えても同じことになるのではないか」「もうあんな思いはしたくない」など）を生み、執着をより強めることを繰り返し「とらわれの悪循環」が形成されます。

そうして、常にその体験に関することで頭がいっぱいになって、完全に執着するようになり、周囲の言葉も耳に入らなくなるなど「主観的世界」に閉じ込められてしまいます。すると、自分自身も周囲も客観的に見られず、主観を修正する機会を得られなくなり、「思い込み」が激しくなってますますとらわれが強固になってしまうのです（図2）。

大切なところなので、さらに詳しく説明していきます。

予期感情が「またあんな状況になったら苦しい」という喪失体験に対する苦痛の場合、思い出させるようなこと（たとえば、ほかの人が連れているペットや愛犬の思い出の品など）に執着して敏感となり注意が集中します。

そのため、実際に思い出させるような体験に目がいってしまい（外出中に誰かが犬の散歩をしているのに遭遇するなど）、苦痛を経験すると、いっそう警戒心が高まって注意が集中し、体験による苦痛が増大するということを交互に繰り返す「精神交互作用」（後述）が起こります。

そして増大した苦痛は、再び感情的記憶に蓄えられ、記憶が増強されるという悪循環が起こります。

加えて、同時に「（苦痛な体験を）避けられたら安心」という予期感情もあらわれます。すると、苦痛な体験を回避することに執着して回避手段を模索するようになります。その結果、実際に避けることで安心する（ほかの人のペットを見るのがつらいので公園に散歩に行くのをやめたら気持ちが楽だったなど）と、「避けたら楽になる」という「オペラント条件付け」（後述）が起こります。

そうして回避することによって安心感が増すと、さらに執着して回避するということを繰り返して感情的記憶を克服する機会を失い、その記憶が強固に維持されるという悪循環が起こります。

この悪循環によって、つらい体験を想像したり、接近することによる苦痛はかえって増し、回避行動をさらに強めるようになっていきます（健康のためにしていた散歩を一切やめるとか、ペットの仲間に会わなくなるとか、テレビに犬が映ると消すなど）。

こうして、精神交互作用による悪循環とオペラント条件付けによる悪循環とによって、「とらわれの悪循環」はますます強化されていきます（図3）。

図３　とらわれの循環図

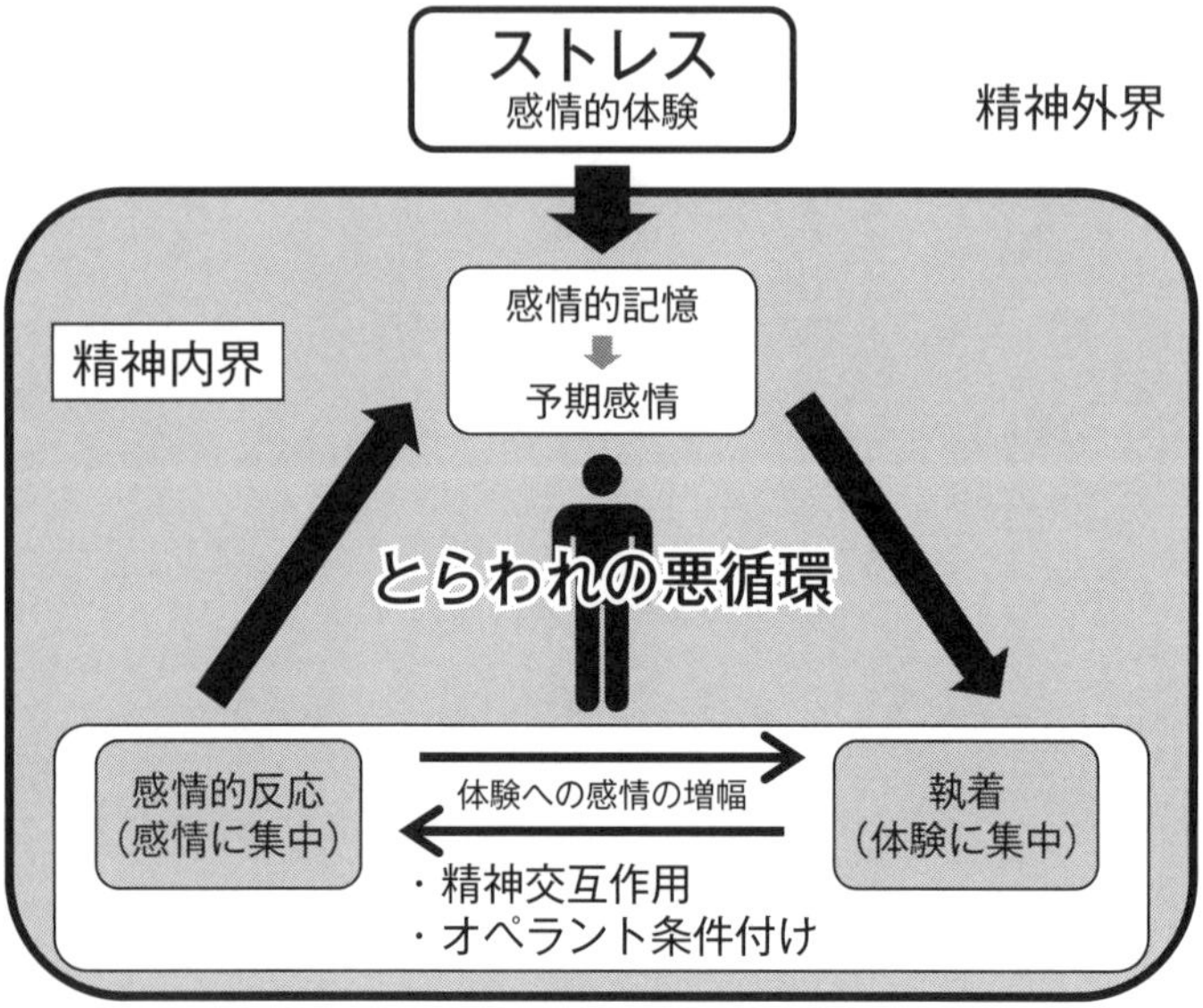

「苦痛」という感情と「避けたい」という思いは、ほぼ同時に起こります。つまり予期感情が生じると、精神交互作用とオペラント条件付けとが一緒にはじまるのです。
そのことで体験への感情が増幅し、とらわれていきます。

◎目次

プロローグ

第1章　「とらわれ」の心のメカニズム

「予期感情」が着火剤

ここまで見てきたように、とらわれの大きなポイントとなるのは予期感情です。苦痛な体験をしたあとに強い予期感情が起こるか起こらないかが、そのことに執着してとらわれるかとらわれないかの決め手になります。

苦痛を伴う体験をしても、そのことをくよくよ考えない人もいます。たとえば、愛犬を失ってしばらく悲しみに沈んでも、徐々に気持ちが前向きになり、亡くした愛犬のこともよい思い出にできる人もいます。

しかし、「最期はあんなに弱って死ぬなんてつらい、新しいペットを飼うと、またつらい思いをする」「新しいペットを迎えるなんて、裏切りではないか」という予期感情によって、内向していつまでもくよくよ考えていると、たとえば、動物病院の前を通りかかると「別の病院でセカンドオピニオンを受けていたら、もっと長生きできたんじゃないかしら」とか、テレビで新しいペットフードの宣伝を見ると「これをあげてたら、もっと元気でいたかもしれない」とか、「ああすればよかった、こうすればよかった」というように想像が止まらなくなり、そのような「思い込み」で頭がいっぱいになりとらわれてしまうのです。

このように、体験に執着することによって注意できる事柄（体験）の範囲が狭まってしまう（何でもその事柄に関連付けてしまう）ことと、精神交互作用やオペラント条件付けによって反応が増幅されることが、とらわれの悪循環の原動力となります。つまり、意識できる体験の内容が狭くなり、その内容に関する体験への感情が増幅することによりとらわれが強固になっていくのです。

ちなみに、とらわれの心理現象は、ペットロスのようなリアルな体験に対してだけでなく、それが想像上のものであったとしても起こります。臨床《りんしょう》の場面では、「想像したら怖くなって、そのことが頭から離れなくなってしまった」という相談はよくあります。

とらわれの過程で起こる3つの心のメカニズム

前の項目で、とらわれがどのようにはじまり悪循環を形成するようになるのか、その過程について話しました。とらわれの悪循環ができる過程には「レスポンデント条件付け」「精神交互作用」「オペラント条件付け」の３つの心理的メカニズムが大きく関与しています。

とらわれについての理解を深めるため、３つの心理的メカニズムについてもう少し詳しく話します。

① レスポンデント条件付け

苦痛な体験をすると、体験と苦痛が強く結びついて脳にしっかりと刻まれます。これを「レスポンデント条件付け」といい、感情的記憶の中心となるものです。

レスポンデント条件付けとは古典的条件付けともいい、なんらかの刺激によって起こる反射的な反応のことをさします。「パブロフの犬」といえば、ぴんとくるかもしれません。

たとえば、あなたは小さいころに犬に咬まれたりした経験はありませんか。

一度、犬に咬まれて怖い思いをした子どもは、それ以降、犬を見ただけで怖くなります。最初の怖い体験がしっかりと脳に刻み込まれ（感情的記憶）、次に同じようなシチュエーションに遭遇したときに前回の記憶がよみがえり、一瞬のうちに犬に対する恐怖の感情が引き起こされるのです。

犬というもともとは怖くない刺激と、咬まれるという誰にとっても怖い刺激が一緒に提示されて恐怖を体験した結果、以降は犬を見ただけで自動的に恐怖が起こるようになるのです。

これがレスポンデント条件付けです。

いったんある犬が怖くなると、咬まれた犬以外、たとえばチワワなどのかわいい小犬や、犬のぬいぐるみであっても、咬まれた犬と似た性質を持つものが怖くなることがあります。これを「汎化《はんか》」といいます。

また、犬が怖くなると、今度は犬と一緒に提示されたもの（たとえば犬小屋など）まで怖くなるようになります。

これを「高次条件付け（この場合は2次条件付け）」といいます。

次に犬小屋と一緒に提示されたものも怖くなり（3次条件付け）、この一緒に提示されたものも過去に別の場面で他の感情などが条件付けされている可能性もあることから、これらを繰り返すことで、ますます怖いものが増えて、さらに内容も複雑となっていきます。

実際の社会的なストレスは、このような複雑な刺激であることが一般的です。

レスポンデント条件付けによって体験に関する警戒心が強くなり、予期感情が生まれて注意が内向きになって執着することで、体験に関連すること（先ほどの例であれば犬の映像など）がなんでも刺激となり、同じ体験をしていなくても苦痛を感じるようになり、それがまた感情的記憶となっていきます。

コラム

アルバート坊やの実験

人間におけるレスポンデント条件付けの実験としてもっとも有名なのが、米国の行動心理学者ジョン・ワトソンによって1920年に報告された赤ちゃんを使った恐怖の学習の実験です。内容を簡単に説明しましょう。

生後11ヵ月の赤ちゃん（アルバート君）に白いネズミを近づけ、赤ちゃんが手を伸ばした瞬間に鉄の棒をたたいて「ガーン」と大きな音を立てると、赤ちゃんはびっくりして大泣きしました。

これを何回も続けていると、次第に赤ちゃんは白いネズミが近づいただけで怯えて泣き出すようになりました。人においても恐怖の感情が条件付けられることが証明されたわけです。

さらに、この赤ちゃんにおいて、白いネズミを怖がるだけでなく、それまで平気だった似たように毛が生えているもの（うさぎ、毛皮のコート、ヒゲの生えたサンタクロースのお面など）までも怖くなるという汎化現象も観察されました（H・J・アイゼン

ク編　異常行動研究会訳『行動療法と神経症』）。

ワトソン博士は、直接観察することができない心の中身は科学的な対象にはならない。よって、心理学は外から観察できる行動のみを対象にするべきであるという行動主義の考えから、こうした実験をおこないました。

いまから考えると、人権を一切考慮していないひどい実験でまったく賛同できませんが、心理療法のひとつである行動療法の発展に貢献したことは事実といえます。

---

②　精神交互作用

苦痛な体験によって不安や抑うつを感じ、「また同じことが起こったらどうしよう」「あんなことが起こったら苦しい」という予期感情が生じると、その苦痛な体験に執着して同じ体験に再び遭遇することを警戒して注意が集中します。すると、その体験に対する感情をいっそう、苦痛なこととして感じるようになり、そのことがさらにその体験に注意を集中させます。つまり「気にするほど苦痛が強くなり、苦痛が強くなるほど余計に気になる」のです。

このような**注意と苦痛の悪循環を「精神交互作用」と呼びます。**精神交互作用は、森田療法の創始者である森田先生よって提唱され、神経症の症状発展の中心的役割を果たすとされています。

また、その苦痛がつらいから、そのことに注意を向けないようにすることも、かえって注意を向けることになります。たとえば、何かショックなことがあったとき、そのときのことを思い出すと苦しくなるので考えないようにするけれど、余計に考えて悶々《もんもん》としてしまうという経験は誰にもあると思います。

このように、考えないようにすることでかえって注意が向いて苦痛が強くなることを繰り返し、そのことに意識が固着し苦痛が増大してしまうという精神交互作用が、ここでも起こります。

つまり、苦痛に注意を向けることでも、苦痛から注意をそらそうとすることでも、精神交互作用が起きてしまいます。

普通なら、苦痛な体験も何度か経験しているうちに、その苦痛に慣れていきます。しかし、精神交互作用が起こると、恐怖や不安といった苦痛によって体験に敏感となり、敏感になると余計に恐怖や不安を強く感じ、さらに敏感さが強まり、苦痛もまた強まる……というふうに繰り返しながらどんどん苦痛が増幅し、感情的記憶も増強していくため、いつまでも慣れることができません（図４）。

図４　とらわれの循環図
（精神交互作用）

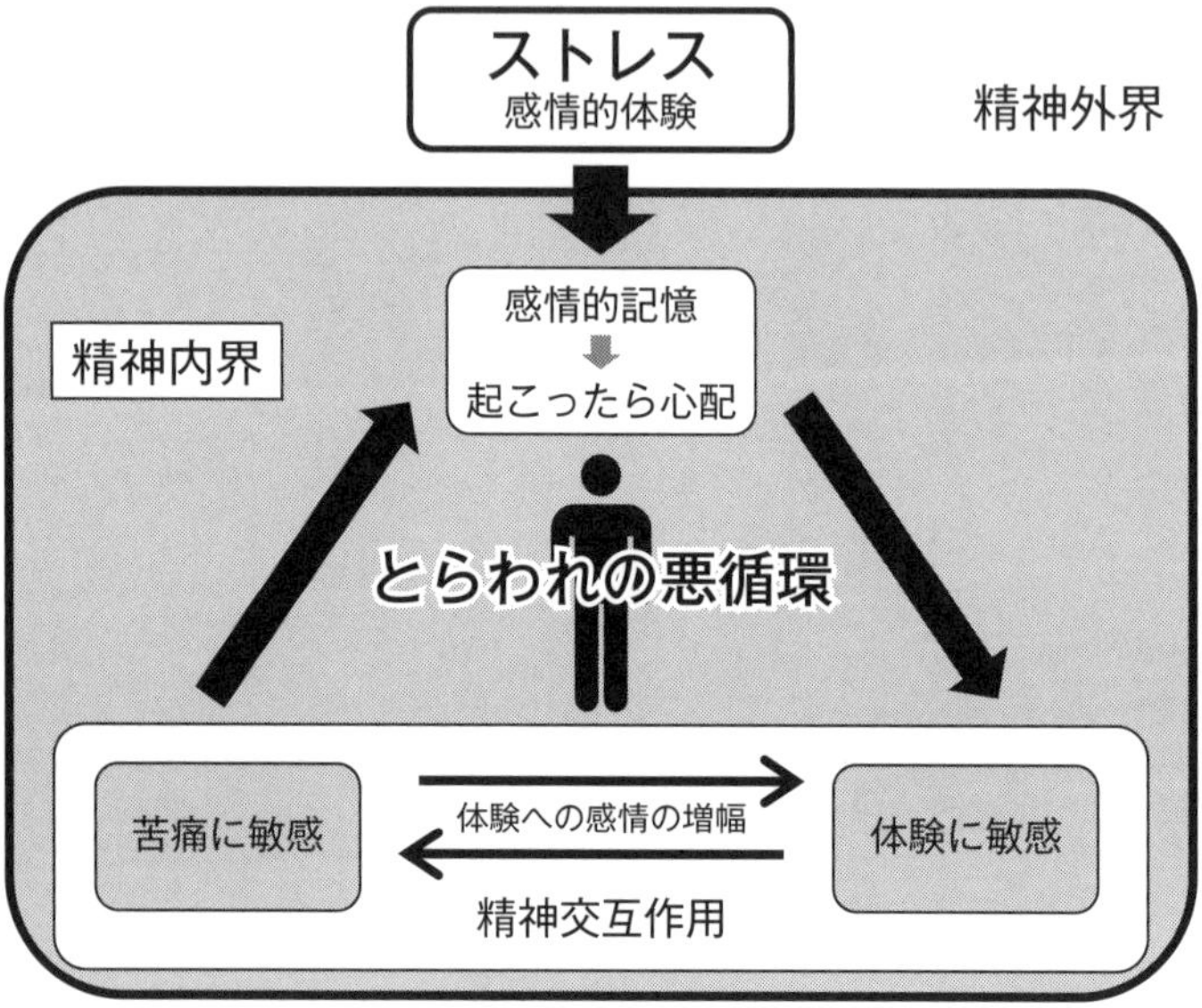

「起こったら心配」という予期感情をきっかけに、感情的体験により生じた苦痛な気持ちは、精神交互作用によって増幅していきます。

③ オペラント条件付け

オペラント条件付けは、人が行動を起こした後に、報酬（快刺激）や罰（不快刺激）を与えることによって自発的な行動に変化をうながすことをいいます。ある行動の後に報酬が与えられたり、罰がなくなったりすると、その自発的行動は増加し、一方、行動の後に、報酬がなくなったり、罰が与えられると、その自発的行動は減少します。

たとえば、ニンジンを食べたら褒《ほ》められたので積極的に食べるようになった、健康のために嫌々はじめたジョギングを雨で休んでからしなくなった、お酒で失敗したので飲酒を控えるようになったなどです。

先ほどの犬に咬まれた子どもの例でいうと、犬を見ただけで怖くなるだけでなく、走って逃げ出すようにもなります。この「犬を見ると逃げ出す」のがオペラント条件付けされた回避行動にあたります。

オペラント条件付けによって、回避して安心するのを繰り返すことで回避したい気持ちはどんどん強くなります。しかし、**回避することは、体験の苦痛を克服する機会を失うことになり、感情的記憶がいつまでも消えずに維持されることになります**（図5）。

さらに、「避けられたら安心」と強く思うと、その反動で、「起こったら怖い」という体験への苦痛がより増すということも起こります。

図５　とらわれの循環図
（オペラント条件付け）

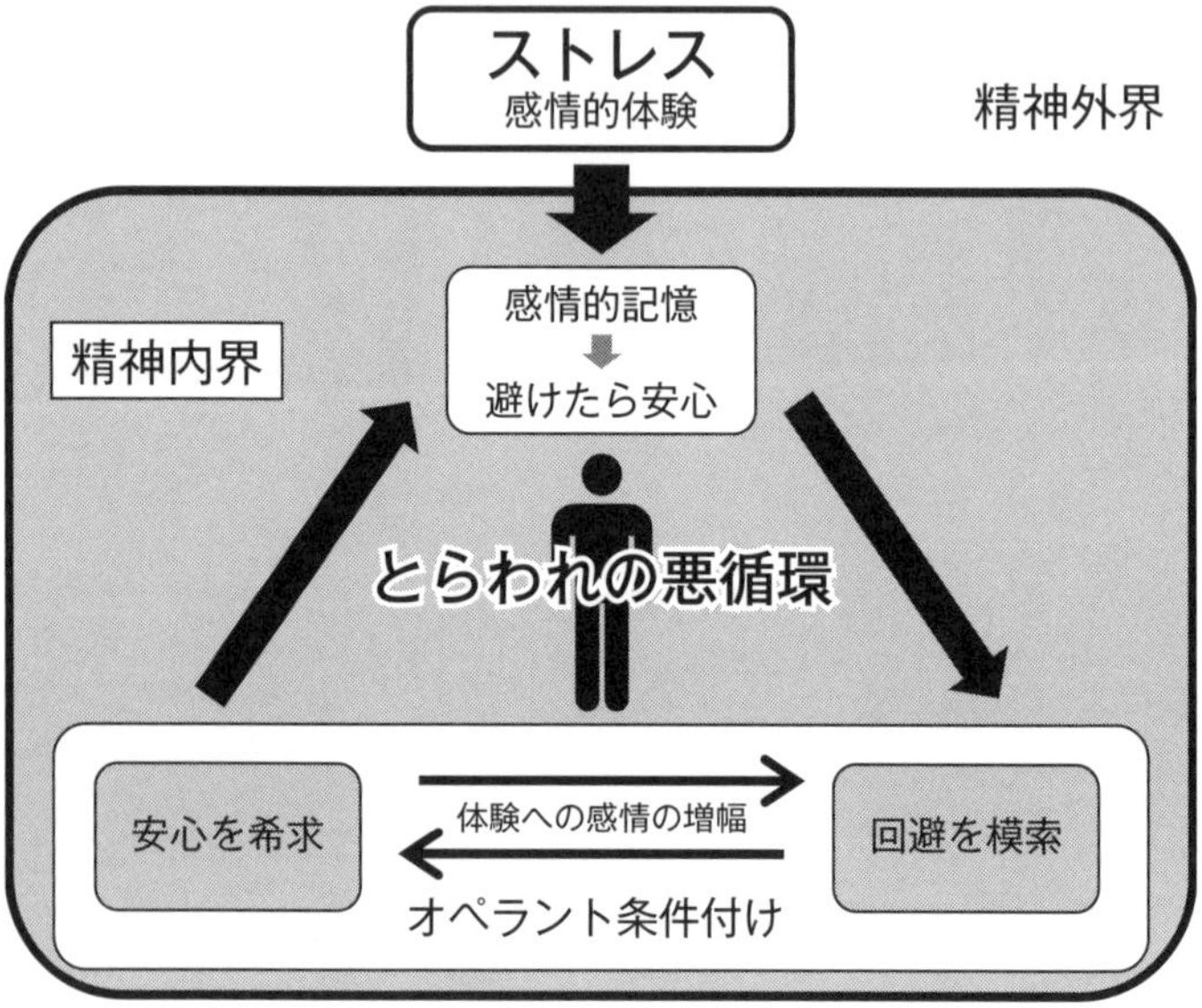

「避けたら安心」という予期感情をきっかけに、苦痛な体験を「避けたい」という気持ちは、オペラント条件付けによって増幅していきます。

なぜ内側（精神内界）に注意が集中するのか

同じ苦痛な体験をしても、とらわれる人ととらわれない人とがいます。また、同じ人でも、とらわれてしまうときと、とらわれないときとがあります。

意識が内向してとらわれが生じるときには、いくつかの精神的要因があると考えられます。

① 体験によるストレスの苦痛が強い

愛する人を失うとか事故にあうとか苦痛による体験がもたらすストレスが過大な場合、あるいは、その人にとっての精神的な強み（たとえば長所や特技など）を奪われたり、逆に弱み（短所や苦手な部分など）をつかれたりして相対的にストレスが大きい場合には、ストレスによる苦痛が強くなり、警戒心が高まって予期的感情があらわれ、それにとらわれやすくなります。

たとえばこのようなケースがあります。

［ケース1］

仕事で大きなミスをしたことでみんなの前で上司に恫喝《どうかつ》され、責任を追及された。それ以来、「また、怒られるんじゃないか」と上司に対する恐怖感にとらわれ、上司に近づくだけで不安や緊張が強くなるため、避けるようなった。

［ケース2］

外出中に突然、激しい回転性のめまいに襲われ、立っていられずその場に座り込んでしまった。めまいがおさまるまでの間、「脳がおかしくなったのではないか」「このまま死んでしまうのか」と強い恐怖を感じた。

それ以来、めまいに対する恐怖にとらわれるようになり、めまいのような体のふらつきに敏感になり、「また強いめまいに襲われるんじゃないか」と不安になり、外出するのが困難になった。

② ストレスや心身の不調に敏感な性格

もともと内向しやすく主観的になりやすい性格の人、ネガティブな状況や心身の些細な状態の変化を通常より大きなこととととらえてしまうような敏感な人は、予期感情が起こりやすく、そのことに執着してとらわれやすい傾向があります。

たとえば、神経質であったり、悲観的であったり、自尊心が高く傷つきやすかったり、自己肯定感が低かったりする人たちは、とらわれやすい傾向があります。

［ケース3］

ある朝、上司に挨拶したら、顔も見ずにおざなりな返事であった。それから上司に嫌われたのではないかという不安が強くなり、上司の言動に敏感になった。他の人と話しているのを見ると、もしかしたら自分のことを悪くいっているのではと感じるようになった。

そのため、上司に報告したり、決裁を求めるのが苦痛になってしまい、余計に仕事の遅れが目立つようになった。結果的に、本当に上司からの評価を下げる事態になった。

［ケース4］

胃に不快感があり「がんかもしれない」と怖くなって病院を受診。「とくに問題はないですよ」といわれたものの、それ以来、病気への不安にとらわれるようになる。常に腹部の違和感が気になるようになり、その都度、病院で検査を求めるようになった。

そして「胃に負担をかけないように」との思いから、食事量を減らしたりとらなかったりすることで、栄養が偏《かたよ》るようになり、体調が悪くなった。

③ 完璧主義、理想主義

完璧主義や理想主義の人は、完全や最高を目指そうとするあまり、些細なことやどうにもならないことにも注意が向いてしまい、予期感情（「もしかしたら、あんなことが起こるかもしれない」「こんなんじゃいけない」など）が起きやすくなります。

そうして、些細なことやどうにもならないことに執着するため、きりがなくなったり堂々巡《めぐ》りになったりしてとらわれの悪循環が起きやすくなります。

また、そのときに生じる不快な気持ちまでも排除しようとするため、そうしようとすればするほどそのことに執着することになって、なおさらとらわれてしまいます。

［ケース5］

日頃から完璧に仕事をこなしたいと思っているのに、経理上の誤りが発覚して、ミスをすることが怖くなった。それ以来、資料を何度も確認するようになり、途中でほかのことを考えたり声がけされたりすると、「見落としがあったのではないか」と、またはじめから確認作業をするため、仕事をこなすのに時間がかかるようになった。

［ケース6］

会議のプレゼンテーションで、緊張してうまくいかず、ひどく恥《は》ずかしい思いをした。それ以来、「また緊張して同じ状況になるのではないか」とプレゼンでの恥《はじ》をかいたことにとらわれてしまい、人前で緊張することに敏感となって不安が強くなることを繰り返し、人前での仕事を避けるようになり、職場に行くのも苦痛になった。

［ケース7］

在宅勤務中に情報番組を見ていたら新型コロナウイルス感染症が怖くなり、「マスク、手洗いだけでは防ぎきれないのでは」と不安になり、外出をしないようにした。そのことで一時的に安心したが、コロナのことは余計に怖くなった。

そしてさらに安心感を得たいと、家族にも帰宅時にすぐにシャワーを浴びるよう強要し、休日に外出しないよう求めるようにもなったため、家族関係がぎくしゃくするようになった。

このように、とらわれの原因となる精神的要因は、ストレス反応の強さによるものと性

図6　とらわれの程度

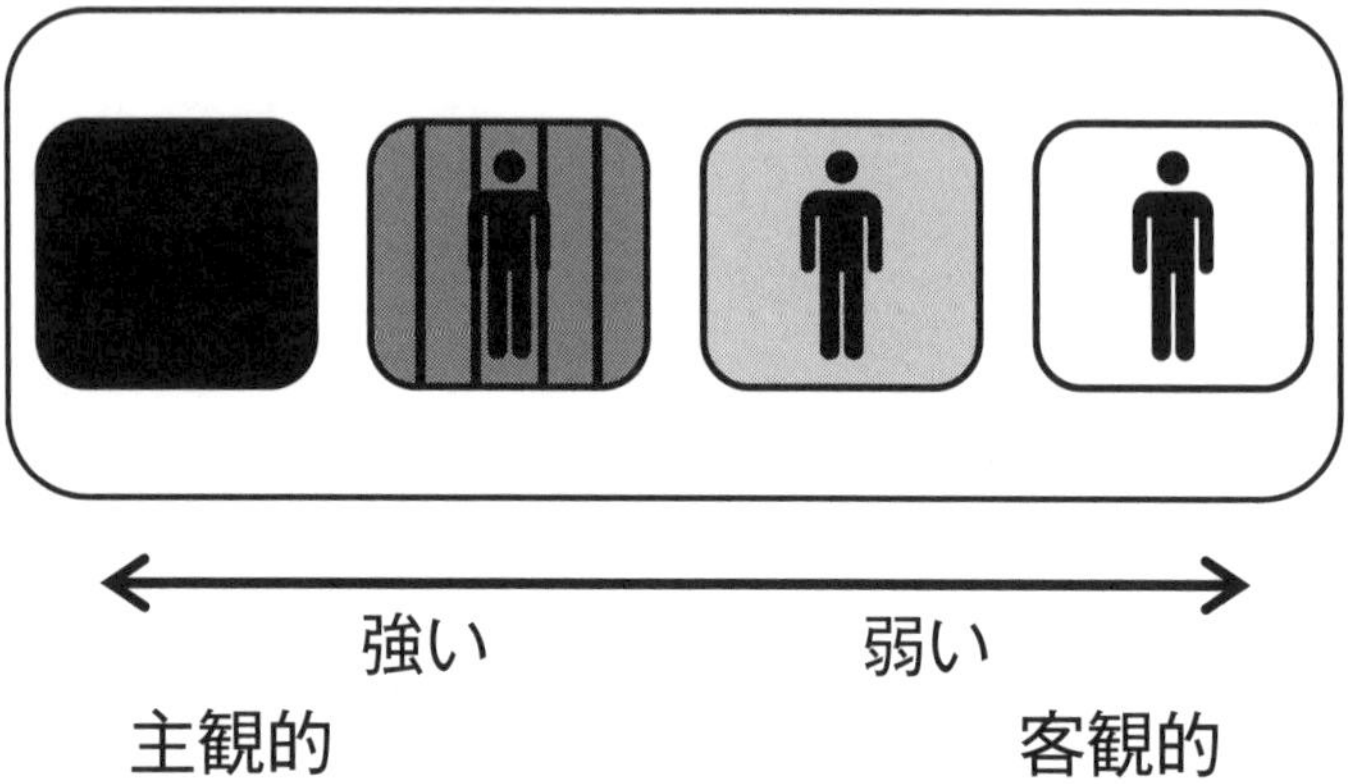

とらわれの程度が強くなるほど、主観が客観から離れて主観的となります。反対に、とらわれの程度が弱くなれば、主観が客観に近づいて客観的となります。

（図の右から）主観と客観が一致──→執着がはじまり主観的になる──→執着が強くなりとらわれがはじまるが、外部からの情報は入る──→外からの情報もなくなり主観的な考えから逃れられなくなり完全にとらわれる格的なものとがあります。

いずれにしても、このような精神的要因があると、予期感情が起きやすく、出来事への注意の集中と症状の増悪の悪循環を繰り返すようになり、そのことに執着した苦しみにとらわれやすくなります。そして、その結果、自分のことが見えなくなり、自分が本来持っている対応能力やスキルを意識できなくなってしまいます。

また、まわりも見えなくなり共感能力が低下し「自分は理解されない」「自分だけが苦しい」という思い込みを持ちやすくなるため、周囲からの理解やサポートを得られにくくなります（図6）。

つまり、とらわれることで自身の対処する力が弱まってしまうことと、自己中心的になってまわりと調和することができなくなることで、環境や状況に適応することが困難になるのです。

自縄自縛に陥る理由

とらわれの心理的メカニズムについて説明してきました。とらわれという心の動きをよりイメージしやすいよう、森田療法で使われるケロケツの話を紹介しましょう。

皆さんは「ケロケツ」という言葉を聞いたことがありますか？

本来はロバをつなぐクイの意味ですが、元は禅の言葉で、「邪魔なもの」をあらわし、森田療法では自縄自縛《じじょうじばく》の状態、すなわちとらわれの喩《たと》えとして使われます。

「菩提涅槃は繫驢橛（ケロケツ）の如し」（『臨済録《りんざいろく》』示衆《じしゅ》）おおまかに次のような意味です。

クイに縄でつながれたロバが、そこから逃れようとして走ると、クイのまわりをぐるぐるとまわることになる。その結果、縄がどんどんクイに巻きついて短くなることによりますます自由がなくなり、さらに逃れようとしてクイのまわりをまわるうちに、最後はクイにくっついてしまいまったく身動きできなくなってしまう。

それと同じように、悟りを得ることに執着して修行しても、自己の意識に縛られて、かえって精神の自由が奪われる悪循環となり、クイにつなぎとめられたロバのように無意味な努力となってしまう。

とらわれの現象というのは、簡単にいえば、**どうにもならないことに執着することによって自縄自縛の状態に陥ること。**

たとえば、仕事でミスをしてドキッとしたような経験があると、その後は「絶対にミスしてはいけない」と必要以上に考え、ミスに対して敏感になります。そうしてミスに対する不安がいっそう強くなり、さらに細かなミスが気になるようになって確認しているうちに、結局、仕事全体が見えなくなって大きな失敗をしてしまうという悪循環に陥ります。

とらわれは自分の意思と「反対の結果」を呼び寄せる

ここまで、とらわれの過程の説明をしながら、同時に、それによってあらわれるさまざまな症状や変化についても話をしてきました。おさらいをすると、

▼とらわれによって起こる症状や変化

①不安や抑うつ、あるいは動悸、震えなど心身の症状が増大し、苦痛が強くなる
②ストレスを回避することによって問題を解決できず、ストレス耐性も高まらない
③ひとつの事柄（体験）に執着することによって、ほかのことに対して本来の能力が発揮できなくなる
④問題に対処するための自分が本来持っている資源（能力やスキル、周囲のサポートなど）に注意が向かず利用できない

⑤ 自分自身を正しく認識できず、考えが偏ったり、思い込みが強くなる
⑥ 客観的事実を認識することができず、主観的な思い込みを修正することができない
⑦ まわりの状況を正しく認識できず共感能力が低下して自己中心的となり、周囲と調和した行動がとれなくなる

とらわれによってこうした状況に陥ると、とらわれはさらに強くなります。すると、本来、意図していたのとは反対の結果を招くようになります。

たとえば、「がんになったらどうしよう」とひどく気にする人がいます。その考えの背景には「がんにならずに健康に暮らしたい」という願望があります。

がんの恐怖にとらわれて、「がんだとわかると嫌だからがん検診は受けない」と考える人は、かえって病気の発見を遅らせて病状を悪化させてしまう可能性があります。

それとは反対に、「少しでもがんの可能性があったら不安でいられない」と考える人は、検査を繰り返しても決して安心できず、常に自分の身体のことが気になって消極的な生活となります。病気への不安で頭がいっぱいになって結果的に心を病《や》んでしまう可能性もあります。

どちらも共通しているのは、本来は「健康で自由に生活したい」と願っているのに、か

このように、望んでいることと反対の結果になってしまうところが、とらわれの大きな落とし穴です。

うまくいった体験にとらわれても不幸になる

苦痛な体験がきっかけとなってとらわれがはじまることは、ここまでお話ししてきた通りです。一方で、成功体験によってもとらわれに陥ることがあります。こちらは、**成功したときの高揚感への依存と、うまくいっているときの安心感にとらわれることによって起こるもの**だと思います。

とくに後者は、変化することへの抵抗感を生みます。「成功したやり方を変えたらうまくいかないのではないか」という不安にとらわれて、変化することができなくなるのです。しかし周囲の状況は常に変化していますから、以前と同じやり方では通用しなくなっています。

また前者では「仕事がうまくいった」という喜びから「評価が上がるかもしれない」という希望が生まれると、「同期で一番早く課長になれるかもしれない」というように「出世への欲」が生まれます。

その欲に目を向けることで「課長のポストをうまくこなせれば、最年少で部長になれるかもしれない」などとさらに想像力が増し、出世に執着するようになると、それとともに欲もどんどん大きくなります。

そうして執着と欲が繰り返し強くなることで「とらわれ」が生まれ、「出世への欲」を大きくして同僚を蹴落とすなどの「貪欲」へと発展し、周囲からの評価を落とすこともあるのではないでしょうか。

このように、ネガティブな体験だけでなくポジティブな体験であっても、そのことにとらわれると、かえって人生はうまくいかなくなってしまいます。

人は今にしか生きられない

心の問題をこじらせ、生きにくくする「とらわれ」の現象はどうして起こるのでしょうか。

私は「未来を想像できる」ことと「過去を再体験できる」という、人間ならではの能力がその発端ではないかと思います。

もしも先のことを想像することができなければ、与えられた目の前の仕事を淡々とこなして終わるでしょう。ところが、人には想像力があるために、たとえば、仕事をしているとそれを終えたあとのこと、つまり仕事の結果を考えてしまいます。しかも想像の中では完璧も理想も存在します。

そうして、「今回の仕事で良い評価を受けるかもしれない」というポジティブな方向であっても、反対に「もし仕事で失敗して悪い評価を受けたら」というネガティブな方向であっても、ひとたび想像がはじまると、それを次々と継ぐことで、どんどんとその想像にとらわれていきます。

このように、「とらわれ」というのは想像を膨《ふく》らませて頭の中だけで対話をしているということ。つまり、精神の内側に意識を向けて内向することで、頭でっかちになり、思い込みが激しくなり、まわりが見えなくなっているという状態です。

ただ、誤解しないでいただきたいのですが、「想像力が人間を不幸にする」といっているわけでは決してありません。想像力は人が前向きに生きるうえで欠かせない能力です。たとえば、「将来○○になろう」というように人生の目的や目標を持つことは大事です。しかし、たとえ自分にとって心地よい考えであっても、それに執着してとらわれてしまうと、途端に窮屈になってしまいます。

想像にとらわれることなく、幸せに生きていくには、**現実的に考えることが大事**です。

たとえば、お金や権力というのは際限がありません。際限のないものをすべて手に入れるというのは不可能です。不可能なことにとらわれるから、幸せになれないのです。よく「中庸《ちゅうよう》」といいますが、現実的に「トータルで幸せになる」というのは、とても大事なことだと思います。

良い想像はほどほどに、悪い想像はよりほどほどにすること。それができれば人生はずっと生きやすくなるはずです。

一方、「過去を再体験できる」という能力もとらわれの発端になることがあります。「過去にとらわれる」といったりもしますが、過去の失敗や喪失体験を思い出してくよくよ考えるのです。そうすることで同じ気持ちを反芻《はんすう》してしまい、そのときの気持ちから離れられなくなります。

過去は変えることができないにもかかわらず、「あのときにこうしていれば」「こんなはずではなかった」と後悔を繰り返し、今の状況を過去のせいにしたりもします。過去を思い出して再体験する能力があるゆえに、頭の中で何とか過去を変えることができるのではないかと思い込んで虚《むな》しい努力をしてしまうのです。

しかし、実際は過去の体験にとらわれることで、今、目の前にある大事なことがなおざりになるため、状況が良くなることはありません。過去にとらわれることで現在を犠牲にしているのではないかと思います。

ときに過去の記憶に向き合うことも必要ですが、そのためには、まずは今を大切にしてより良くしていくことが重要です。**現在は過去の延長線上にあるので、今を良くできれば過去のほとんどを克服したことになる**のです。人は今にしか生きられないのです。

第2章　ストレスと心の関係

誰もがストレスを抱えている

現代日本はよく「ストレス社会」といわれます。

たとえば、仕事と家庭の両立、職場やご近所あるいはＳＮＳ上などさまざまな人間関係、子育て、ＰＣ・スマホやテレビの情報、介護……私たちのまわりには数え上げたらキリがないほどのストレスで溢《あふ》れかえっています。

しかも、ストレスの原因となりうる出来事は悪いことばかりではありません。たとえば、結婚や出産、昇進など本人が望んでいたことだとしても、その変化に自分がついていけなければ、そのギャップが大きなストレスとなってのしかかってきます。

つまり、良いことも悪いこともひっくるめて、私たちの身に起こることはすべてストレスの原因となりうるのです。

どのようなことに対してどの程度のストレスを感じるかは、個人差があります。しかし、**ストレスをまったく感じないという人はいません。**社会生活を送る以上、誰しもストレスを避けることはできないのです。

図7　強いストレスとなっていると感じる事柄がある労働者割合の推移（平成30年：労働者計＝100％）

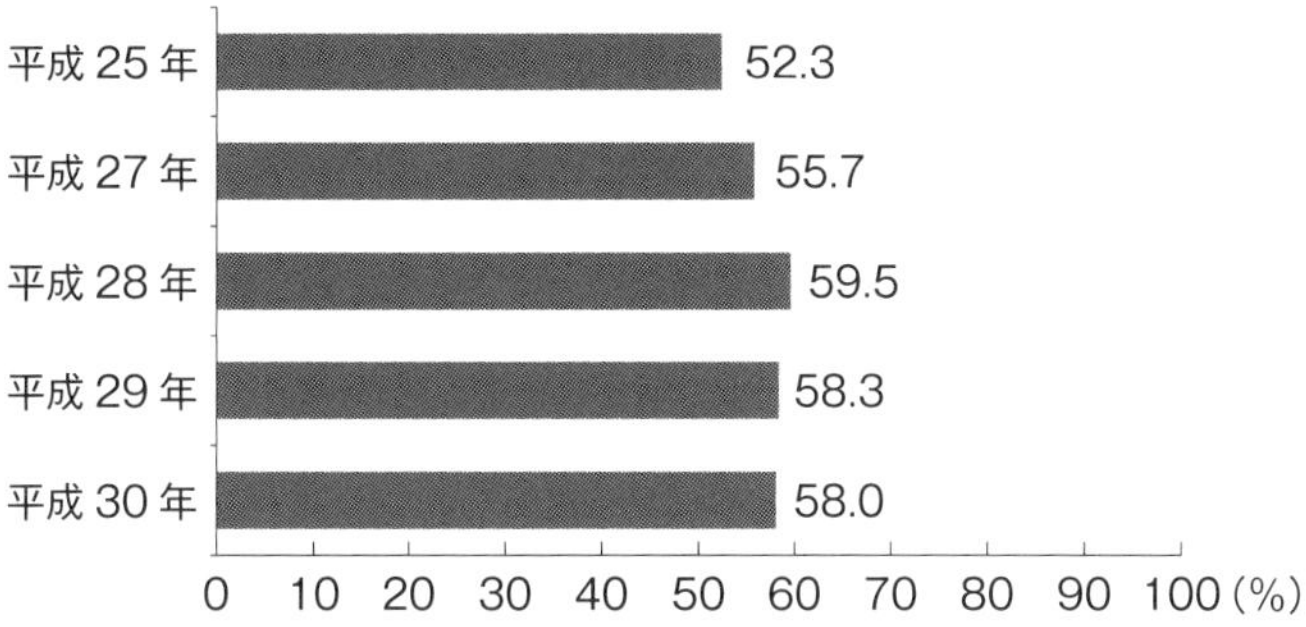

注：平成26年は該当項目を調査していない。

平成30年「労働安全衛生調査（実態調査）」

頑張っても、頑張っても、終わりなく続く慌《あわ》ただしい日々。そこに潜む多くのストレス。そうして知らず知らずのうちにストレスを蓄積させ、心身の不調に悩んでいる人は少なくありません。

実際、平成30年（２０１８年）の厚生労働省の労働安全衛生調査（実態調査）では、労働者の約6割の人が強いストレスを感じているという結果が出ています（図7）。

そこに追い打ちをかける新型コロナウイルス感染症という世界規模の脅威《きょうい》。このコロナ禍で、おそらく多くの方が大きなストレスや不安を抱え、そうした心の問題とそれぞれ闘っているのではないでしょうか。

明らかに「ストレスは万病のもと」

しかし、これまでもお話ししたように、心はとてもデリケートです。

絶え間なくストレスを受け続けていたり、急に大きなストレスがかかったりすると、それまで持ちこたえていた心がついに耐えられなくなって一気にバランスが崩れ、その結果、病《やまい》に侵されてしまいます。

「ストレスは万病のもと」といわれますが、さまざまな研究によって、ストレスは精神疾《しっ》患《かん》の主要な原因であり、なおかつ身体疾患にも関与していることがわかっています。

精神疾患では、心的外傷およびストレス因関連障害群である「適応障害」「急性ストレス障害」「心的外傷後ストレス障害（ＰＴＳＤ）」はもちろん、「うつ病」や「パニック障害（パニック症）」「アルコール依存症」にも強く関与しています。またそのほかの精神疾患の発症や経過にも関係しています。

身体疾患においてもストレスが大きな影響を与えるものがあり「心身症」と呼ばれています。代表的なものでは、「気管支喘息《ぜんそく》」「高血圧症」「胃・十二指腸潰瘍《かいよう》」「過敏性腸症候群」「糖尿病」「メニエール病」などがあります。しかし、ストレスが広く自律神経系、免疫系に影響を与えることを考えると、身体疾患についてもストレスが関わらない病気のほうが少ないのではないでしょうか。

心も身体も病気になってしまうとすぐには治《なお》らないものが多いので、ストレスが慢性化して精神、身体の疾患に発展する前に早期にストレスに気づいて対応することが重要です。

さらに、**とらわれの原因となる苦痛を伴う感情的体験もすべてストレス体験**です。したがって、早期にストレスに気づいて対応することは、とらわれを防ぐうえでもとても重要なポイントとなります。

コラム

「心的外傷およびストレス因関連障害群」と「適応障害」

ストレスが原因となって起こる心の病気は、精神疾患の診断基準のひとつであるDSM－5（113ページで詳しく説明します）では、「心的外傷およびストレス因関連障害群」に分類されています。ほとんどの精神疾患がストレスと関わりがあるとされますが、特定のストレスとの関連性が明確にわかるものがここに分類されます。

心的外傷およびストレス因関連障害群の主なものとしては、「適応障害」「急性ストレス障害」「心的外傷後ストレス障害（ＰＴＳＤ）」の３つがあります。

そのうち、「急性ストレス障害」と「ＰＴＳＤ」は、その原因となるストレスが危うく死にそうな、もしくは重傷を負うような事故や災害、暴力的または性的な犯罪被害など極めて深刻でトラウマ（心的外傷）になるほど重度なものです。

トラウマとなる出来事を経験して間もなく、強烈な不安やフラッシュバック（心の中での再体験症状）を含むストレス反応があらわれ、社会生活に支障をきたすほどになると急性ストレス障害と診断されます。症状の持続は１ヵ月未満とされています。

しかし、１ヵ月を超えても症状が持続する場合はＰＴＳＤと診断されます。ＰＴＳＤは、急性ストレス障害の延長として診断されることもあれば、トラウマ体験のあと、１ヵ月以降（通常は３ヵ月以内）から別に発症することもあります。とくに治療をしなくても、時間とともに軽快することもありますが、消えずに持続してしまうことも少なくありません。

そのほかの仕事や学校、家庭内などでの一般的なストレス、つまり誰でも遭遇しうるストレスによって予想外の精神的ダメージを受けて起こる不調が適応障害と診断されます。

わかりやすくいえば、誰にとってもトラウマになるほど絶対的に過大なストレスによって発症するのが急性ストレス障害とPTSD、よくある日常的な出来事がその人にとっては過大になる相対的なストレスによって発症するのが適応障害です。

見逃してはいけないサイン

ストレスは精神、身体、行動に対して次のような影響を与えます。このような変化（ストレス反応）を頼りにストレスに気づいてください。

●精神面――不安、恐怖、緊張、落ち着きのなさ、モチベーションや集中力の低下、イライラする、怒る、悲しい、落ち込みなど

●身体面――不眠や過眠、食欲の過剰や減少、頭痛、筋肉の緊張や痛み、ふるえ、動悸《どうき》、胸の痛み、疲労、性欲の変化、胃部不快など

●行動面――怒りの表出など攻撃的な言動、薬物やアルコールの乱用、喫煙が増える、身なりを気にしなくなる、投げやりな態度、対人交流を避ける、社会的引きこもり、外出頻度の低下、運動不足など

何かしら思い当たることがある方も少なくはないと思います。心身や行動にこうした変化があらわれているということは、自分が思うより大きなストレスがかかっている可能性があります。それを放置していると、前述のような疾患を発症することになりかねません。ストレスがどのように心をとらえ、侵食していくのか、またそれを防ぐにはどうすればいいのか。とらわれや心の病とストレスとの関係を理解いただくために、この章ではストレスについて説明します。

自分のストレスに気づきにくいワケ

私たちは日頃、「ストレス」という言葉を当たり前に使っています。しかし、その実態となると、実はとてもわかりにくいものです。

ストレスとは本来ストレス反応に対する物理学の用語で、日本語で「応力」と呼ばれるものです。

このストレスの概念を医学の領域に持ち込み、「種々の外部刺激が負担として働くとき、心身に生じる機能変化（広辞苑）」のことをストレスというようになりました。

現在では、ストレス因子をさすことも一般的で、日本語では「ストレス」「ストレス因子」「ストレス反応」を区別せずに「ストレス」と呼んでいることが多いようです。本書では心身にかかる負荷《ふか》（ストレス因子）を「ストレス」、その負荷によって生じる心身の変化を「ストレス反応」として説明します。

外部からのさまざまな刺激はすべてストレスともいえますが、私たちが普段「ストレス」といっているものの多くは、人間関係や仕事の問題などの心理・社会的ストレスのことをさしており、適応障害の原因となる社会生活上のストレスのことでもあります。

さて、ストレス反応は基本的に不快で有害なものですが、**私たちにはストレスに耐える力や、さらに跳ね返す力も備わっています。**その力を「レジリエンス」といいます。

レジリエンスはストレスよりさらにわかりにくいかもしれません。もともとはストレスと同じく物理学で「復元力」「回復力」などと変化に対応する力をさすもので、**ストレスに耐え、ストレスがありながらも元の状態に戻る力**と考えられています。心理学でいうなら、たとえば、落ち込んだり苛立《いらだ》ったりしたときに心の状態を元に戻す力、いわば困難や強いストレスに対して「うまく適応できる能力」のことで、「心の復元力・回復力」といったところでしょうか。

このように、ストレスもレジリエンスも、その正体がよくわからないままに、なんとなく使用されてきたように思います。そして、そのことが、多くの人が自身のストレスの状況をきちんと把握できず、ストレスを漠然と感じながらも有効な対応ができずに苦しんでいる原因となっているのではないか。

クリニックを受診される患者さんたちを診《み》ていて、私はそのように強く感じるようになりました。

ストレスを目で見て理解できるモデルを考案

「自分のストレスを把握できていないために、それに対応することができず、苦しんでいる人たちがたくさんいる」

誰もが自身のストレスをイメージしやすくなる良い方法はないものだろうか。

そのように考えた私は、ストレスとストレス反応とを目で見てわかるようなバネを使ったストレスのモデルを考案しました。

オモリをつるすと、バネは伸び、はずすと縮みます。また、オモリに対してバネの強度のほうがまさっていれば、オモリをつるした状態でも余裕があり、ビヨンビヨンと伸びた

図8　バネとレジリエンスの関係

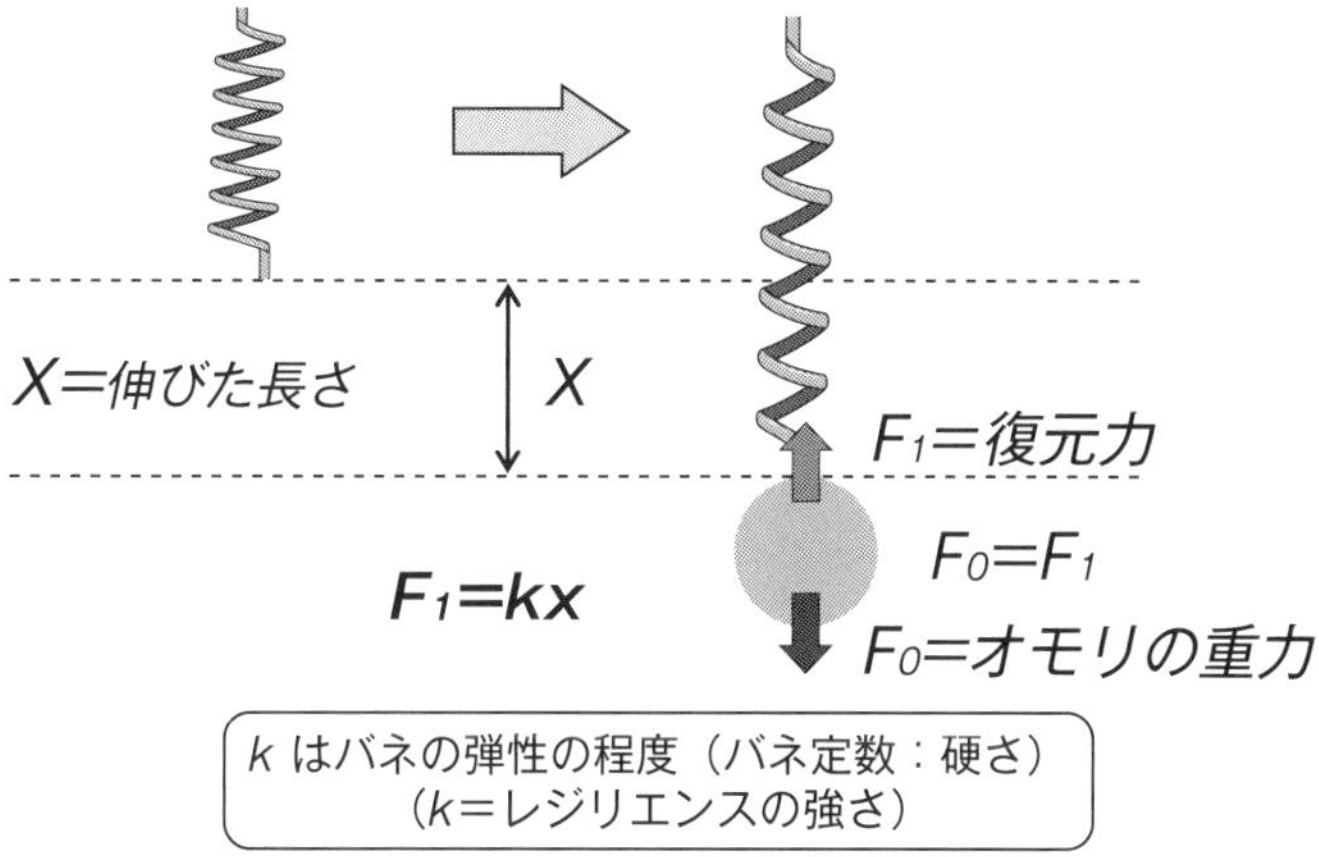

バネを伸ばそうとすると、バネには縮めようとする力が生じます。このような元に戻ろうとする力を復元力」（レジリエンス）といいます。バネの伸び（ストレス反応）はオモリ（ストレス）に働く重力に比例し、復元力の大きさはバネの(自然長からの)伸びに比例します。これをフックの法則といいます。通常はバネの復元力はオモリに働く重力と釣り合っており同じ値となります。バネの（自然長からの）伸びの長さをx、バネの復元力をF_1とすると、F_1=kxという関係が成り立ちます。kはバネ定数と呼ばれる比例定数で､バネの伸びにくさ（レジリエンスの強さ）を表します。

り縮んだりすることが可能です。反対に、オモリがバネの強度を超えていれば、バネは伸びきってしまいます。

このバネの「復元力」の強さが個人のストレス耐性の強さ（レジリエンス）を、オモリの重さがストレスの大きさを、バネの伸びがストレス反応の程度をあらわすと考えてください（図8）。

「レジリエンス──→バネの強さ」
「ストレスの大きさ──→オモリの重さ」
「ストレス反応の程度──→バネの伸び」

要するに、ストレスの大きさ（強さ）を測るバネがあって、人それぞれ強さの異なる「心のバネ」を持ち歩いていると考えればわかりやすいと思います。

「心のバネ」とは

私のこれまでの臨床《りんしょう》経験からすると、心のバネは複数のコイルバネによってつくられていると考えています（図9）。

たとえば、仕事のストレスに主に対応するのはこのコイルバネ、家庭のストレスに主に

図9　ストレスと「心のバネ」のモデル

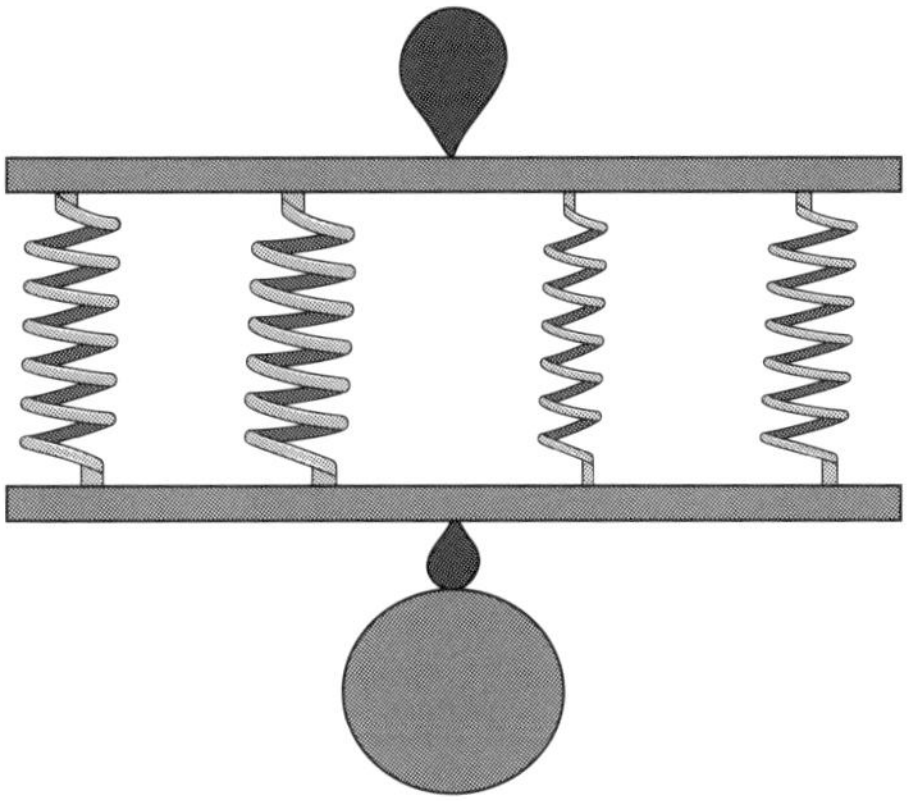

複数の強さの異なるコイルバネで構成されている

対応するのはこのコイルバネ、というように生活の領域ごとにメインで担当するコイルバネがあって、お互いに協力して働いているイメージです。

また、仕事のストレスも家庭のストレスもあらゆるストレスはすべて一緒に合わさって心のバネにかかります。そのため、少数の弱いコイルバネだけだとすぐに伸びきってしまいます。

このバネのモデルを頭の中でイメージすることによって、自分のストレス状態を客観的にとらえやすくなると同時に、自分のとらわれの問題も意識しやすくなります。

心のバネがストレスを跳ね返す

さて、どなたでも、職場や家庭でつらい出来事や思い通りにならないこと（苦痛な体験）があって、イライラしたり不安になったり、気分が落ち込んで悲しくなったり憂うつになったり、もやもやして夜眠れなくなったり、ときには自暴自棄になって逃げ出したくなったりした、という経験はお持ちだと思います。

日常的なストレスに対するこのような心身の反応（ストレス反応）は、普段の生活に支障がない程度であれば正常の範囲です。

しかし、同じストレス環境（たとえば、厳しい上司のもとで一緒に働いているなど）であっても、誰もが同じストレス反応を示すわけではありません。ストレス反応が大して出ない人もいれば、通常よりも強く出る人もいます。

同じ出来事でも人によって感じ方が違うように、そこから受け取るストレスの大きさもまた異なります。

要するに、「ストレスに強い人」と「ストレスに弱い人」とがいるのです。

ただし、この場合のストレスの弱さとは、あくまでも相対的かつ限定的なもので、絶対えって自分を縛って不自由な生活になってしまうこと。「がんが怖い」という気持ちにとらわれすぎるあまり、不健康になってしまうわけです。

ちなみに、後者の例で病気に発展した場合は「心気症」（診察や検査では明らかな病気がないにもかかわらず、ちょっとした不調にこだわり、自分は重い病気にかかっているのではないかという思い込みにとらわれる精神疾患のひとつ。「がん恐怖」はその代表例）と診断されます。

また、完璧主義の人がたいてい完璧にいかないのも、とらわれてしまうからです。46ページで、完璧主義の人は、どうでもいいことやどうにもならないことにとらわれがちだと述べました。その行為は、いわば、限られた予算を、どうでもいいところに重点的に配分して、ほかのもっと重要な部分を犠牲にしているのと同じこと。

どうでもいいところやどうにもならないところは、いくら注力しても得られる効果は乏しいため、予算を費やせば費やすほど消耗するだけ。常に全体での効果を考える必要があります。

これは心でも同じです。完璧主義の人は、些細なことやどうにもならないことに執着することで、もっと大きくて重要な部分をなおざりにしてしまうため、かえって完璧からほど遠くなってしまうのです。「角《つの》を矯《た》めて牛を殺す」とはこのことです。

うわけです。

「何も」ということは、良いことであっても起きてほしくないということです。「誰もがストレスを抱えている」の項目でもお話ししたように、結婚や昇進など喜ばしい出来事も人生における変化つまり外からの刺激ですから、ストレスの原因になります。

要するに、バネがいっぱいまで伸びてくると、出来事の良し悪しにかかわらず新しいことを受け入れられなくなってきます。そのため「良い話なのにどうして断るんだろう」というようなことが起こるわけです。

ストレスが限界に近い人の特徴

心のバネが限界まで伸びて「これ以上伸ばされたくない」という状況になると、次のような変化が見られるようになります。自分自身やまわりの人がストレス過多になっていないかを判断するときの目安になります。

＊気持ちの余裕がなくなりイライラしている

既存のタスクが増えたり新しいタスクが追加されたりすると、周囲の人にもわかるほどイラッとしてキレそうになります。また、せっかちで待つことができなくなります。

＊間違いがないよう神経質になり、細かく確認するようになる

ミスや抜けがないか、自身の仕事や行動を確認したり、部下の仕事を頻繁《ひんぱん》に確認したり、細かく指示したりします。

＊変化に弱くなり、柔軟性がなくなる

変化に対応する余裕がなくなり、効率的であっても他の人の意見や新しい方法を受け入れ難くなります。

＊自分がいない間に何か問題があったらと心配になり、職場から離れ難くなる

とくに必要がないのに仕事のことが心配で早朝や休日に出勤したり、遅くまで会社にいたりするようになります。

＊周囲の発言や行動が肯定的にとらえられなくなる

日常の上司や部下の発言やメール、あるいはまわりの人たちの何気ない言動を、否定的

（責めている、馬鹿にしている、嫌っている）に受け取るようになります。

心のバネは鍛えると強くなる

「それでは、もともとのバネの強さは何によって決まっているの？」

このような疑問の声が聞こえてきそうですね。

ひとつには、その人のもともとの性格傾向や経験が関与していると考えられます。

ストレスに弱い人つまりバネの弱い人には、「内向しやすい」「敏感で傷つきやすい」「心配性」などの神経質傾向が多く見られるとされます。

しかし、それだけで決まるわけではありません。

心のバネが金属のバネと違うのは、生きているので**鍛えれば強くなる**ということです。

そういう点では、筋肉に似ています。

たとえば、「覚悟を決める」といいますが、覚悟の決まっている人は、心のバネが強いものです。そういう人は「なるようにしかならない」と思っているので、ネガティブな状況でもなんとかやりくりするうちに、ストレス耐性が自然と鍛えられるのです。

また、仕事や家庭、友だち、趣味など、その人の人生を支えている柱となるものがいくつあるかによってもバネの強さは変わります。

「心のバネは複数のコイルバネでできている」といいましたが、人生を支える柱の一本一本がすなわちコイルバネに当たります。

コイルバネが多いほど、なおかつそれぞれのコイルバネが太くてしっかりしているほど、心のバネは強くなります。

ですから、バネの強さは生まれたときからずっと一定しているわけではありません。

＊ストレスを乗り越えると強くなる

ストレスにどれだけ耐えられるかというバネの強さは、ストレスに向き合いそれを乗り越えることで、鍛えられて強くなります。

先ほどの覚悟の決まっている人も、最初からではなく、つらい出来事に向き合い経験を重ねることで「なるようにしかならない」という現実を受け入れる姿勢が身についたのです。

あるストレスを乗り越えると、ストレス耐性がついてほかのストレスに対しても強くなります。さらに、そのことが自信につながって自己肯定感が強くなり、人格的向上がはかられ、よりストレスに強くなります。

しかし、ストレスに向き合うことができず避けてばかりいると、ストレス耐性がつかないばかりか、ストレスに対してどんどん弱くなってしまいます。

このように、**心のバネは、ストレスを避けることによって弱くなるし、対処していくことによって強くなります。**

わかりやすくいえば、心のバネも筋トレのようにある程度の負荷をかけないと鍛えられません。

ですから、私は「職場のストレスに耐えきれないので転職を考えています」とおっしゃる患者さんには、「たとえ転職をしても、ストレスに対して弱くなっているので、今後はその点に気をつけないといけません。もし新しい職場環境でまた同じようなストレス状況になったとしても、今度は、避けないで克服していく努力が必要です。そうしないと、また繰り返してしまうかもしれません」と伝え、克服するためのアドバイスをします。

＊過剰なストレスはバネを弱くする

もともとはそれほど弱くないバネを持っていても、たとえば、急に慣れない仕事を課せられたり、能力の限界を超える仕事量をこなそうとすれば、ストレスというオモリが重くつり下がって、バネもいつも以上に伸びてしまいます。そうして、過剰なストレスに耐える時間が長くなると、バネが伸びすぎた状態が続くことでへたるように、徐々に心身の不調となってあらわれるようになります。

ストレスによる心身の過労状態が続くと、心のバネもどんどん弱くなっていきます。

＊ストレスにとらわれると弱くなる

たとえば、与えられた仕事にうまく対処できなかったりすると、たいてい「どうして自分はできないんだろう」などと自問自答します。

このとき意識は自分の心（精神の内側）に向いている状態、つまり内向しています。ひとりで内向し続けていると、やがてその考えが連鎖して頭はいっぱいになります。要するに、その考えに執着してしまうのです。

しかも、内向しているときに浮かぶのは過去と未来のこと、それも否定的な感情を伴った記憶や憶測が中心となる傾向があります。たとえば、

「どうして自分はこのぐらいの仕事ができないんだろう」──→「そういえばこの前もできなくて先輩に迷惑をかけてしまった」──→「自分は会社の役に立っていないんじゃないか」──→「このままだと会社のお荷物になってしまう」──→「自分はダメな人間だ」

というように否定的な思い込みに縛られてしまいます。

もしも、どこかの時点でほかの人から「ひとりで抱えずに一緒にやろう」といわれたら、「ああ、そうなんだ！」とはっとして気づき、「自分はひとりきりじゃないんだ」と思って気持ちが楽になったりします。

しかし、誰にも相談することなくひとりで悩んでいると、そのような情報も入ってこないため、自分の思い込みを修正するきっかけをつかむことができず、ますます思い悩むことになります。

そうして、もともとのストレスである仕事はすでに終わっていても、ストレスによる思い込みは持続したままになるため、意識は内向し続け、とらわれの悪循環に陥《おちい》ることになります。

＊周囲のサポートの影響は大きい

同じ人でも、周囲のサポートがあるかどうかで、受けるストレス反応は大きく違ってきます。たとえば、自分の能力を超えるほどの仕事を与えられて苦しくなっている人がいたとしましょう。上司や先輩がそのことに早く気づいて相談に乗り、分担を見直すなどの対応をすれば、精神的にも物理的にもストレスを軽減することができます。

しかし、手を差し伸べてくれる人が誰もいないと、仕事をひとりで抱え込まなくてはいけません。

能力の限界を超える仕事量をこなそうとすれば、当然、心のバネも伸びすぎてしまうことになり、そのストレス反応が心身の不調となってあらわれるようになります。重い荷物はひとりで運ぶよりふたりで運んだほうが楽なのと同じで、**１本のバネより２本のバネな**のです。

＊ストレスを回避するとバネは弱くなる

ストレスから逃げていると、いつまで経っても慣れることができません。そのため、同じような状況になるとまたすぐにストレス反応が起きて、余計に不安になったり抑うつを感じたりするようになります。そして、その苦痛の増大によっていっそう回避したくなります。たとえば、誰かに傷つけられてつらい思いをすると、また傷つけられそうな状況になることを恐れてその人を避けるようになります。

しかも、第1章でもお話ししたように、苦痛な体験による恐怖や不安というのは、汎化《はんか》や高次条件付けなどでどんどん広がる傾向があります。たとえば、恐怖の対象が上司だった場合、次第に上司を思い出させるものに対しても恐怖を感じるようになっていきます。

上司が怖い──↓チームのメンバーも上司を思い出させるので怖くなる──↓会社の建物も

怖くなる→通勤の電車も怖くなる→最寄り駅も怖くなる

という具合です。そうして、はじめは上司だけだったのが、次第に本来支えになるはずの先輩や同僚、オフィスや社屋、さらには通勤電車まで避けるようになります。

このようにストレスを避けると、かえって恐怖の対象が広がり、苦痛や恐怖がどんどん増し、また支えもなくなるため、ストレス耐性（心のバネ）はますます弱くなっていくという悪循環に陥ってしまいます。

「心のバネ」が元気な状態、病的な状態

「ストレスは万病のもと」と述べました。心はストレスに対してどのように反応しているのか、そしてストレスはどのようにして心を蝕《むしば》んでいくのか、ストレスと心の状態とを、心のバネのモデルを使って説明します（ここでは便宜上「心のバネ」を1本のバネであらわします。図10）。

日頃、何か嫌なことや悲しいことなどがあって気持ちがふさぎ、何となく憂うつな気分になったとしても、たいていは問題となっていた出来事が解決したりほかに良いことがあ

図10　ストレスをオモリ、ストレス反応や症状の程度をバネの長さにたとえる

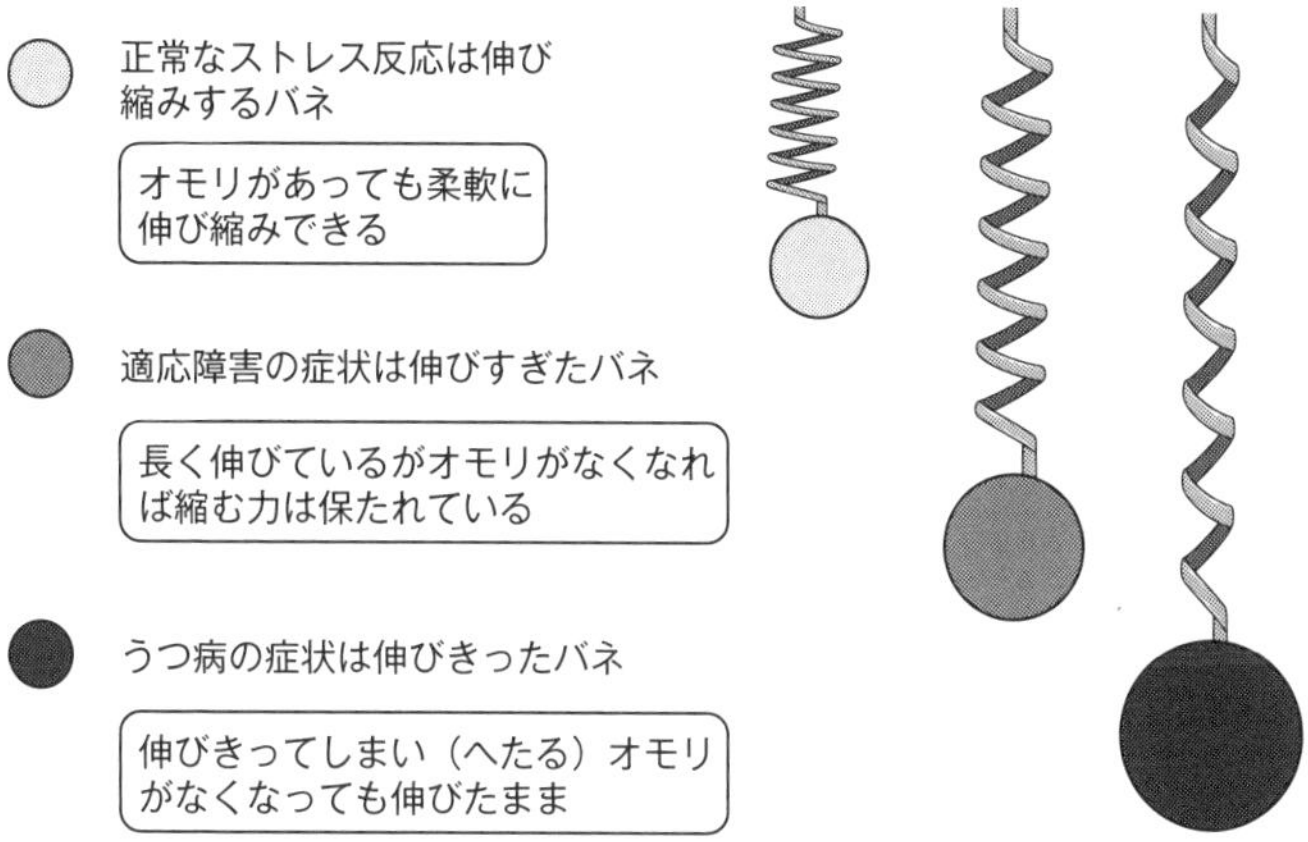
正常なストレス反応は伸び縮みするバネ
オモリがあっても柔軟に伸び縮みできる
適応障害の症状は伸びすぎたバネ
長く伸びているがオモリがなくなれば縮む力は保たれている
うつ病の症状は伸びきったバネ
伸びきってしまい（へたる）オモリがなくなっても伸びたまま

図11　正常なストレス反応は伸び縮みするバネ

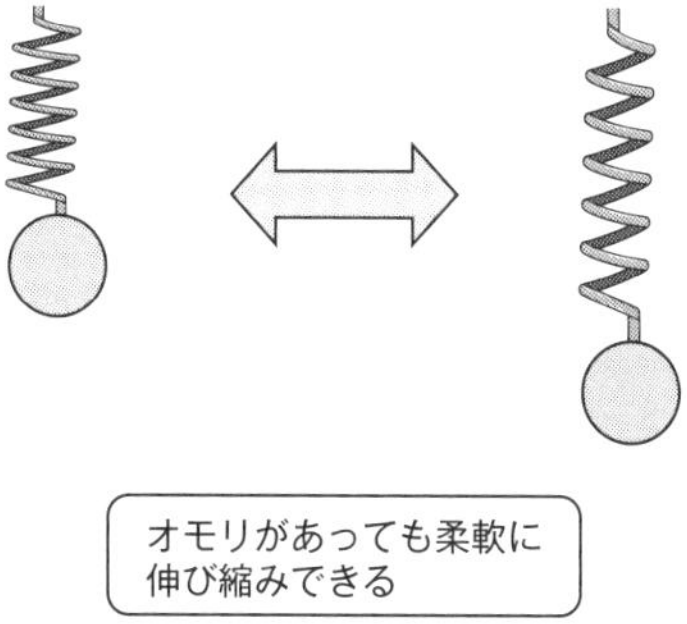
オモリがあっても柔軟に伸び縮みできる

ったりすると、すぐに安心したり楽しい気持ちになれたりします。また、時間の経過によっても気持ちは和《やわ》らいでいきます。

心が健康であれば、多少のオモリがついていてもバネがスムーズに伸び縮みするように、気持ちも柔軟に変化できるものです（図11）。

このように、ストレスがあって落ち込んでも心に余裕があり、気分転換をしたり時間が経過したりすることで気持ちが和らぎ、やがてストレスがなくなればすぐさま元気になるのが「正常なストレス反応」です。

＊適応障害の症状

バネに普段より過大なオモリをつるすと、バネはビヨーンといつもより長く伸びます。けれど、まだ復元力の限界を超えるまではなく、バネの伸縮性は保たれているので、オモリをはずせばバネは自然に縮み、また元に戻ります。

ストレスにとらわれることで発症する適応障害の症状もこれと同じで、いつもより過重なストレスがかかって、気持ちに余裕がなくなってしまった状態ですが、ストレス要因を取り除くことさえできれば、症状はすみやかに軽減し、心はまた元の状態に戻っていきます（図12）。

図12　適応障害の症状は伸びすぎたバネ

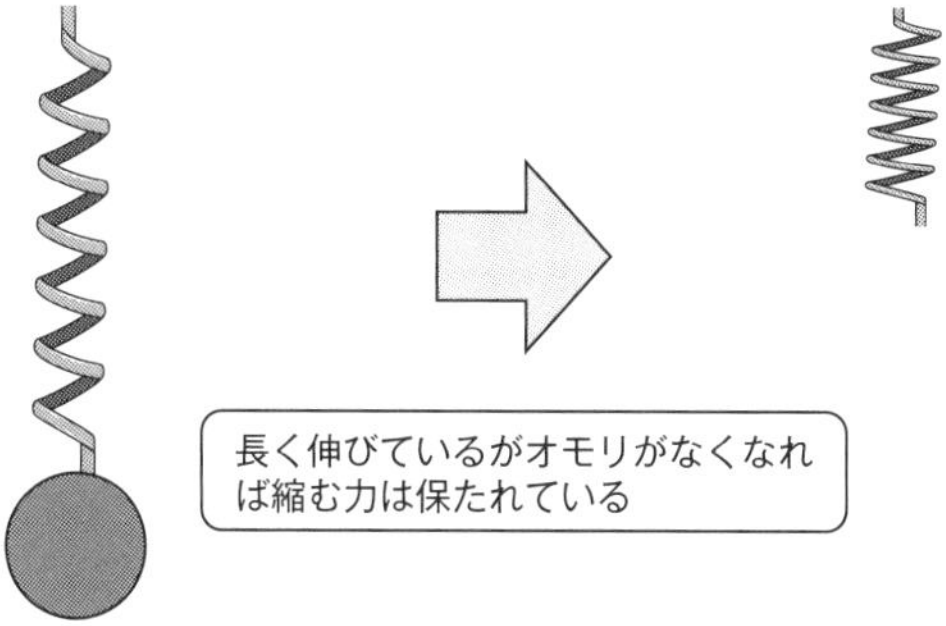
長く伸びているがオモリがなくなれば縮む力は保たれている

図13　うつ病の症状は伸びきったバネ

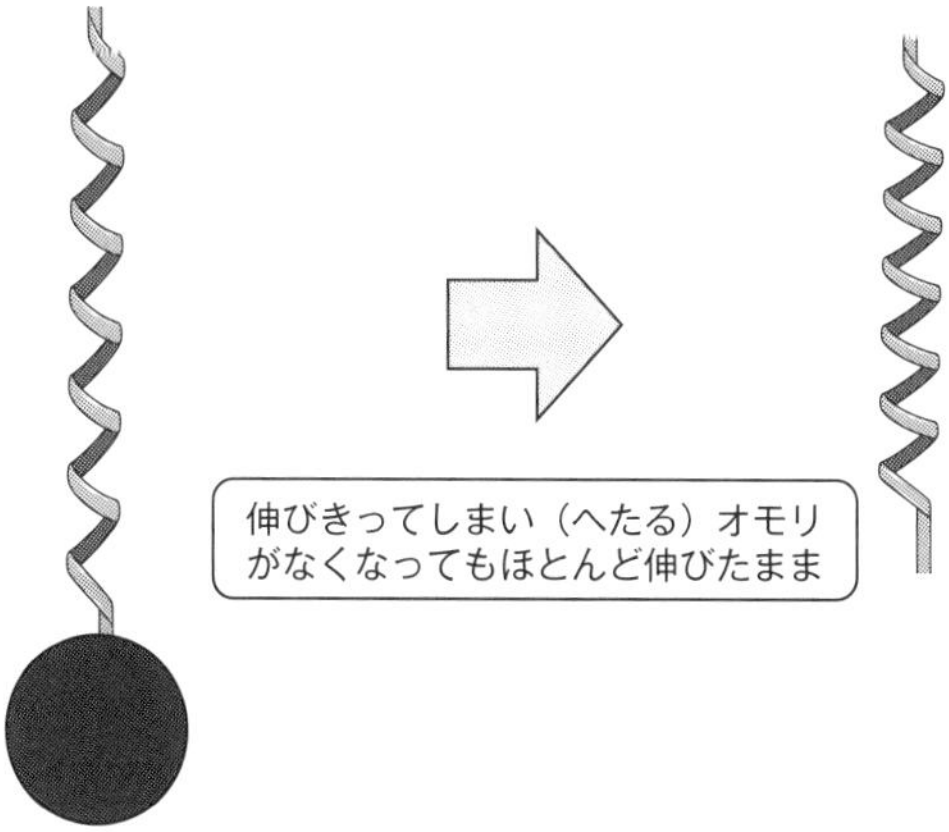
伸びきってしまい（へたる）オモリがなくなってもほとんど伸びたまま

＊うつ病の症状

バネに長期間過大なオモリをつるし続けると、やがてへたって伸びきってしまいます。そうなると、オモリをはずしてもバネは伸びたままで元に戻ることはできません。

うつ病による症状もそれと同じように、問題となっていた出来事が解決しても気持ちは晴れず、何か良いことがあっても、安心したり楽しい気持ちにはなれません。

当初の問題だけでなくさまざまなことが憂うつに感じられ、しかも時間が経ってもその気持ちは続きます。まさに伸びきったバネのように、憂うつな気持ちのまま変化することはありません（図13）。

また、通常はバネにオモリをつけるとすぐに伸びますが、そこから伸びきってしまうのには時間がかかります。同様に、単なる落ちこみや適応障害によるうつ症状はストレス体験のすぐあとにあらわれるのに対して、うつ病による抑うつ気分はストレスが数ヵ月続いたあとに出現します。

まとめると、

●ストレスがあっても、それなりに元気でいられるのが「正常のストレス反応」

●ストレスによって生活に支障が出ていても、ストレスがなくなればすみやかに症状が消え、心が元の状態に戻るのが「適応障害の症状」
●ストレスがなくなっても不調が続いたままなのが「うつ病の症状」

コラム

適応障害は「心の風邪」、うつ病は「心の肺炎」

うつ病は「心の風邪」と表現されることもあります。今よりも精神科にかかることにハードルが高かった時代に、「うつ病も風邪と同じように誰もがなり得る病気ですよ」と伝えることで、うつ病かもしれないと悩んでいる人たちが受診しやすくしたのだと思います。

確かにうつ病は誰もがなり得る病気ではありますが、実際には、自殺という症状によって死に至ることもあるため、むしろ「心の肺炎」ぐらいには考えるべき疾患です。「心の風邪」という表現は、病像から考えると適応障害のほうがイメージに近いように感じます。適応障害の場合、症状の軽い人であれば本人なりに上手く気分転換などができれば、自然に治っていくものです。

とはいえ、適応障害もこじらせると慢性化したり、そこからうつ病、アルコール依存症などのより重篤な精神障害に発展してしまうこともあります。

ストレスを強く感じたら、なるべく早いうちに周囲に相談したり、支援を求めたりして、ストレス状況に適応できるようにすることが重要です。

とらわれを心のバネのモデルで「見える化」

それでは、とらわれの心理状態を心のバネのモデルで「見える化」してみましょう。

とらわれの起こる過程は次の通りです。

感情的体験（＝ストレス体験）→感情的記憶→執着（注意の傾注）→体験への感情の増幅→感情的記憶→さらに執着→その悪循環の中で自分もまわりも見えなくなる→とらわれ

さて、心のバネはコイルバネの数が多いほど強くなります。しかし、心が感情的記憶に執着すると、どんどん内向して自分の世界に入ってしまい思い込みが強くなるため、ほかのことが見えにくくなります。

図14 「心のバネ」ととらわれの関係

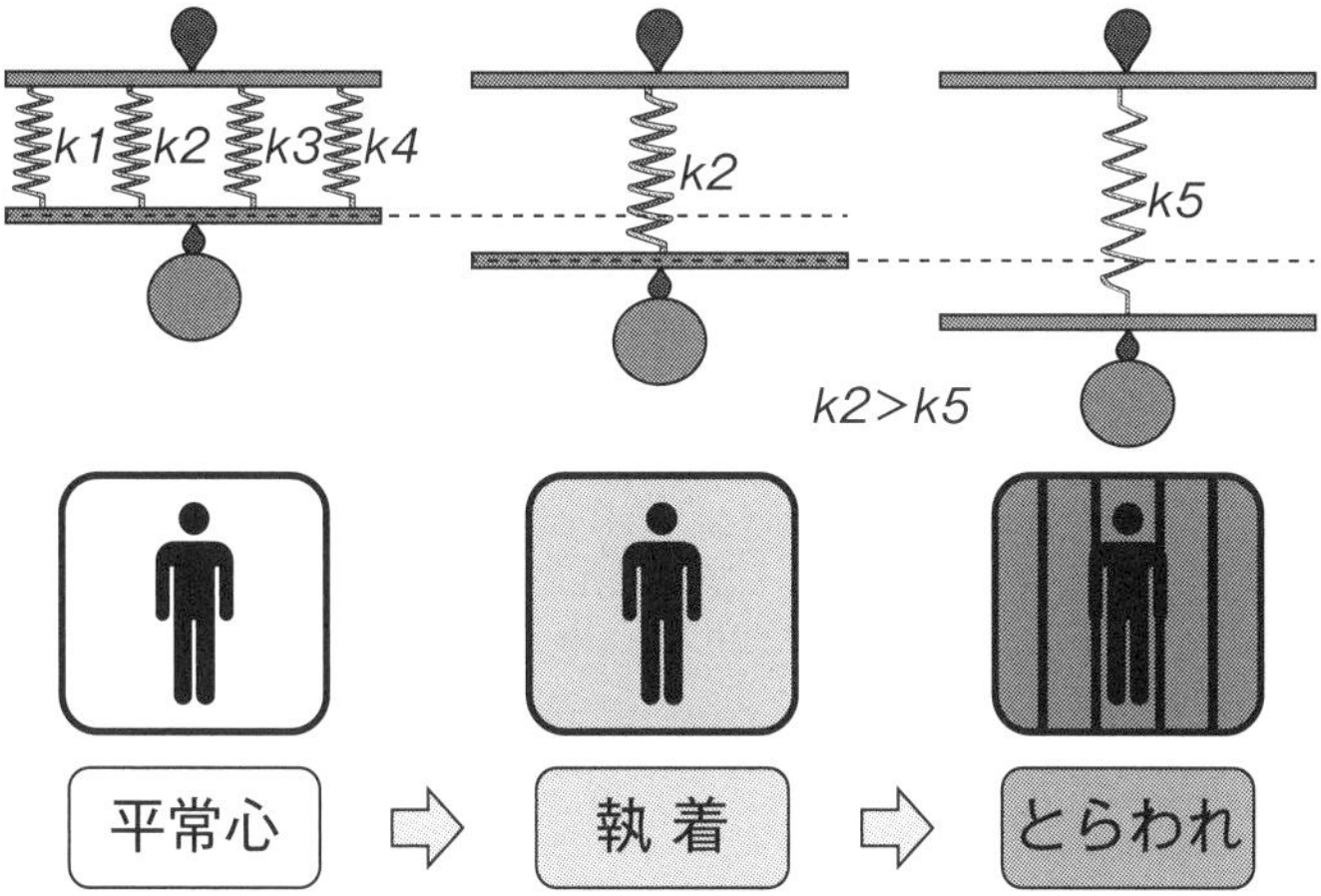

多くのバネで支えられている⟶オモリが重くなる⟶執着すると1本のバネになる⟶とらわれることでバネが弱っていく⟶ストレス反応が大きくなる

たとえば、信じていた恋人に浮気をされると、「また、浮気をされるかもしれない。他の人に奪われてしまうかもしれない」という不安や恐怖が頭に浮かぶようになります。そのことに執着すると、他のことが考えられなくなり、仕事が手につかなくなったり、趣味が楽しめなくなったり、友人とも会いたくなくなったりと支えとなるコイルバネを失ってしまいます。

さらに、浮気の不安へのとらわれによって相手との関係がギクシャクして、恋人というバネも弱っていきます。

そうしてコイルバネの数がどんどん減って、さらに執着したバネも弱くなると、ストレスのオモリが重くのしかかるため、バネはさらに伸びて弱くなります。ストレスに弱くなることで意識はますます内向し、ほかのことに目がいかなくなり、まわりの意見も耳に入らなくなって外界が見えなくなり、とらわれが強くなっていきます（図14）。

第3章　誤解され続けてきた「適応障害」

怠けている？　やる気がない？……

「プロローグ」でもお話ししたように、適応障害はとらわれによって発症する疾患《しっかん》の代表的な存在であり、近年、もっともよく診断される疾患のひとつです。

しかし、「適応障害」という病名が知られるようになったのは、おそらく２００４年に皇太子妃時代の皇后雅子さまがかかられたとの報道が出てからのことで、それ以前はあまり一般的ではなかったと思います。

実は、私が心療内科のクリニックを開業したのもちょうど２００４年ですが、その当時は医師の間でも適応障害の症状についてまだ十分に理解されていない状態でした。適応障害に関する医学関連書にも「これを疾患として認めるべきか」という議論が掲載されており、専門家の中でも精神科診断名と認めるのには懐疑的な意見もありました。

というのも、適応障害の診断基準が非常に曖昧《あいまい》で、ストレスによってうつや不安のような症状を訴えているものの「うつ病」や「パニック障害」などほかのどの精神疾患の診断基準にも当てはまらないケースを適応障害と診断することが多かったのです。そのため、「くずかご診断」などと揶揄《やゆ》されることもあったほどです。

ちょうどそのころ、当院の周辺には大きな企業がたくさんあり、主に若手社員の人たちが仕事内容や上司との関係に悩み、「会社に行くのがつらい」「休みたい」とよく相談に来られました。

そうした患者さんたちのお話をうかがうと、たいてい「会社にいる間はものすごく気分が悪いけど、帰宅するとよくなる」というように症状にムラがあります。私が診察している間も、とくに調子が悪そうには見えません。そのため、私自身も「これは病気なのかな。単に逃げ出したいだけじゃないのかな」とか「うちに来るより人事課に相談したほうがいいのでは？」などと判断に迷うことも多く、当初は「それでは上司にこういってみてはどうですか」というような一般的なアドバイスをしていました。

しかし、臨床《りんしょう》を重ねるうちにそうした患者さんたちには共通の症状があることがわかってきました。たとえば、上司の前に出るとドキドキしてパニック状態になり声が出なくなるとか、気分が悪くて吐きそうになってしまうとか、あとで出てくる症例のＡさん同様に多くの方にストレスに対する恐怖症のような症状が出ているのです。

こうした身体の症状は、自律神経の過活動によるもので、「気のせい」や「甘え」ではなく現実の変調です。強いストレスによって自律神経のバランスを失い、実際につらい症状が起きているのです。

そのことがわかってから、私自身、適応障害についてとらえ直し、「これはしっかり治療をしなくてはいけない」と考えるようになりました。


以前に比べれば、世間の心の病《やまい》に関する認知度も上がってきていますが、身体の病気に比べると十分な理解を得られているとはいえない状況です。とくに適応障害については、まだまだ誤解や偏見に満ちていると感じます。

職場などでも、たとえば「怠《なま》けているのではないか」とか「やる気がないのだろう」などと受け止められ、「適応障害、それは大変だ。なんとかしてあげなくては」というふうにはなりにくいようです。

誰もがかかる可能性のある身近な疾患でありながら、いざかかると周囲には理解されにくく、そのことがストレスとなってさらに病状を悪化させる……。

そういう側面のある適応障害は、なかなか難しい疾患といえるかもしれません。

しかし、適応障害の原因や発症の経緯がわかれば、こうした誤解も解消されるはずです。

これから症例を示しながら、その誤解を解いていきたいと思います。

【症例】仕事でミスをして上司に激しく叱責《しっせき》され出社できなくなったＡさん（25歳・男性）

入社３年目のＡさんは業務も身につき、仕事の自信も少しずつつきはじめていました。ところが、あるとき納期に間に合わないような重大なミスをしてしまい、上司から強い口調で叱責されました。あまりの上司の剣幕に、Ａさんは思わず体がふるえるほどの恐怖を感じました。仕事のミスは上司や同僚のサポートによって難を逃れることができ、Ａさんはとりあえずホッとしました。

ところが、それ以降、上司の声がちょっと聞こえただけで心臓がバクバクして落ち着かなくなり、「また失敗して怒られたらどうしよう」という不安が込み上げるようになりました。「こんなことでは、みんなの足手まといになってしまう」と、不安を抑えようとしますが、ますます強くなって目の前の仕事に集中できません。

以前は信頼する上司のもとで仕事をすることで充実していたのに、今では上司や仕事のことを考えると寝つきも悪く、朝起きて「今日も仕事か」と思うと逃げ出したいほど不安になります。「休んでしまおう」と思うものの「でも自分が休んだら職場のみんなに迷惑がかかる」と考えると、休むのは気が引けます。そうしてなんとか出勤するものの、職場の同僚に会った瞬間に上司や仕事の失敗のことが頭に浮かんで落ち着かなくなり、次第に職場の同僚に会うのもつらくなっていきました。

やがて、出勤して会社に入ろうとすると不安が押し寄せ、さらに朝の通勤電車に乗った途端に動悸《どうき》がするようになり、しまいには自宅の最寄り駅に近づくだけで吐きそうになって状態は悪化するばかりです。

いよいよ我慢できずに「今日は休むしかない」と、出勤途中に携帯から会社に連絡をして休むことを告げ、帰宅しました。すると、不思議なくらい急に気が楽になりました。そこで、せっかく休んだのだからと思い、スポーツジムに行くと気分がよくなったので、Aさんは「意外に体調は悪くない。これなら明日は行けそう」と思いました。

ところが、翌朝も最寄り駅まで行くと、また吐き気がして動悸も止まりません。そこで「今日も無理だ」と思い会社に電話をして家に戻ると、前日同様、少し気分がよくなりました。「明日は出社しないと」と思ったのもつかの間、翌日もまた同じような状況になり、欠勤を繰り返すようになってしまいました。

そうして休みはじめのころは、家では普段通りに過ごすことができ、趣味も楽しめましたが、しばらくすると「休んでばかりいたら居場所がなくなる。会社に行かないと。でもまた上司に何かいわれたら」と葛藤《かっとう》に苦しむようになりました。

上司や仕事のことは「考えないようにしよう」とするものの、そう思うことでかえって意識することになり、同時に、上司への恐怖や同僚への負い目の感情もわきあがってきて、

「上司は自分を見限っている」「同僚も疎《うと》ましく思っている」と思い、余計につらくなってしまいます。そのため、心配する同僚からの連絡にも返事ができなくなりました。

やがて会社からも「どうしたのか」と事情を聞かれ、具合が悪いことを告げて、心療内科を受診し、しばらく休職することになりました。

しかし休職しても、会社のことを考えると不安になり、なかなかリラックスできません。みんなが働いている日中は気が重いため、深夜までオンラインゲームをして日中は寝ている生活となりました。

それでも、家にいると悶々《もんもん》としてしまうので、いっそ旅行にでも行けば気分転換できるのではないかと思い立ちました。そうして旅に出ると、思った通り、目新しいことで気がまぎれて、上司や仕事のことを忘れて楽しく過ごすことができました。しかし、帰宅した途端、状況は何も変わっていないことをひしひしと感じ、また元の状態に戻ってしまいました。

さらに困ったことに、旅行に行ったことがＳＮＳの投稿で会社にバレて、「本当に病気なのか」と不信感を持たれてしまい、会社のサポートを受けにくい状況になってしまいました。

いったいどうすればいいのか。Ａさんは悩み、会社も対応に苦慮しています。

Aさんの症例は、お勤めをしている方が職場でのストレスによって適応障害になり悪化していく典型的なケースです。

適応障害は職場や家庭など社会生活を送る中で日常的に遭遇するストレスが原因となって発症します。Aさんの場合は、仕事のミスによって上司から叱責されたことがきっかけとなって、仕事と上司に対してストレスを強く感じるようになりました。

おそらくここまでの経緯なら、似たような経験をしたことがあるという方も少なくないと思います。ですから、その全員が適応障害になってしまうというわけではありません。

適応障害が難しいのは、誰もが遭遇しうるストレスが原因でありながら、同じストレスを受けても、適応障害になる人とならない人がいることです。

適応障害というのは、「ストレス状況と本人の特性のミスマッチによる適応の失敗」つまり、**ストレスにうまく対処できずにいる状態**です。

ほとんどの人が適応できているストレスに、なぜ適応できなくなってしまうのでしょうか。

Aさんのように適応障害になってしまう人には、いったい何が起こっているのでしょうか。

適応障害とははたしてどういう疾患なのか。これから詳しく見ていきましょう。

理解されにくいのはなぜ？

適応障害はもっともよく診断される身近な心の病でありながら、症例のＡさんのようにまわりから誤解されたり理解されにくかったりという側面があります。実は、そこに適応障害という疾患の特徴があります。

適応障害に対する理解を深めるために、まず適応障害が理解されにくい理由についてお話しします。

［理解されにくい理由１］原因が身近なうえ、ストレスがないときは元気なため

繰り返しますが、適応障害は普通に生活をしている人が日常的に遭遇する社会生活上のストレスによって発症します。適応障害の原因となる主なストレスには、

●会社では……人間関係、仕事の量や内容、評価、仕事のミス、組織替え、昇進・降格、転勤、パワハラ・セクハラなど

●学校では……先生や友人との関係、学業不振、クラス替え、進級、受験、進学、転校、

いじめなど

●家庭では……夫婦の関係、嫁姑問題など義理の家族との関係、実家との問題、出産、子育て、病気、介護、転居、近所づきあい、経済的問題など

本書を読まれているあなたにも、ひとつといわず思いあたることがあるのではないでしょうか。

このように適応障害の原因となるストレスは、誰にとっても身近なもののため、まわりの人には「そのくらいのこと」と受け止められ、理解されにくいという面があります。

また、適応障害はストレスに対する反応のため、そのストレスから離れていると比較的元気です。

たとえば、仕事のミスや上司の叱責がストレスの場合、勤務中は気分がすぐれず仕事がはかどらないけれど、退社して会社から離れると元気になります。そのためアフター5の飲み会には参加して楽しく過ごしていたりするので、「やる気がないだけじゃないか」「仮病ではないか」などとまわりに誤解されやすいという面もあります。

こうした疾患の特徴が、「適応障害なんて要するに怠け病でしょう」などというような偏見を生む大きな理由のひとつとなっています。

しかし、ストレスというのはひとりで我慢して抱え込んでいると、余計に膨《ふく》らみ、心から離れなくなってしまいます。**とらわれの心理現象は、誰にも相談できずひとりで抱え込むことで起こりやすくなります。**

そうして、ストレス体験にとらわれることで心身が疲弊し、ついに会社や学校に行けなくなるなど生活に支障が出て、適応障害として治療が必要な状態になってしまうというのが、症例のＡさんでも見たように典型的なケースです。

［理解されにくい理由２］同じストレスでも適応障害になる人とならない人がいるため

第２章で、ストレスとレジリエンス（ストレス耐性）の関係をバネのモデルで見たことを思い出してください。

たとえば、同じ上司のもとでチームを組む同期４人のうち、ひとりだけが上司との関係に耐えられず欠勤するということがあります。

このような場合、そのひとりだけがパワハラのターゲットになっているということもありますが、実はみんな同じようなあつかいを受けているものの、ほかの３人は「上司から厳しくいわれるのは当たり前」くらいに思って、さほど深刻に受け止めていないということもよくあります。

このように同じ出来事も受け止め方次第で、ストレス反応が違ってきます。そして、このことは受け止め方によっても心のバネの強さが変わることを示しており、同じ職場で同じ出来事を経験しても、適応障害になるかどうか、結果は大きく違ってきます。

また、繰り返しますが、過剰なストレスはバネを弱くします。ですから、自分の能力を超えるような仕事を与えられたとき、経験のある先輩に相談したり手を貸してもらうことができたりすれば、心のバネが伸びすぎて心身の不調があらわれる前に業務をこなすことができます。

そのように、日頃から周囲の人たちに相談したり、場合によっては助けを求めたりできるような環境をつくっておくことは大事です。

ですが、多忙な部署で誰もが余裕のない環境であったり、自分ひとりしかいないような部署であったり、あるいはうまく人間関係を築けず孤立しているような場合には、サポート環境を整えることが難しく適応障害になりやすいと考えられます。

さらに、たとえば、厳しいお母さんに育てられたという経験を持つ人で、男性の上司なら叱責されても平気なのに、女性の上司から注意されるとひどく落ち込んだりする方がいます。その人にとって「厳しい女性」というのは弱点であり、そこをつかれた形になってしまうわけです。

適応障害は「ストレス状況と本人の特性のミスマッチ」によって起こります。ですから、ある環境で適応障害になったからといって、ほかの環境の中でもなるとは限りません。この例でいえば、上司に叱責されるという同じストレス体験であっても、女性の上司では苦しい思いをするけれど、男性の上司なら大丈夫という具合です。

だからこそ、ストレスの内容が本人に対してどのような意味を持つかが重要です。過去に挫折《ざせつ》やトラブルなどを経験して乗り越えられないままでいれば、それが弱点となって適応障害になることは大いにあります。

しかし、人の弱点というのは、明快な場合もありますが、この例にようにまわりにはわかりにくい場合も少なくありません。そのため、弱点をつかれたことで適応障害を発症している場合、まわりの理解やサポートを得にくく、症状が長引くこともよくあります。

実際には、ここにあげた条件が、単独もしくは複数重なることでストレスに対して弱くなります。そして、ストレスに弱くなるほどストレスに対する不安や抑うつが増大し、意識や注意がそこに集中してとらわれてしまうと、日常生活に支障が出る「適応障害」になります。

コラム

「強みを封じられ弱点をつかれる」と人はもろくなる

本文で「弱点をつかれるとストレスに弱くなる」と述べました。同じように、特技などその人にとっての「強み」を奪われることでもストレスに弱くなり、精神的にもろくなってしまいます。支えとなる強いバネを失ってしまうのです。

これは皇太子妃時代に適応障害にかかられた雅子さまのことを考えると理解しやすいのではないかと思います。

皇太子妃時代の雅子さまには、さまざまなストレスや重圧があったと思いますが、そのなかでも、雅子さまにとっての一番の強みを奪われてしまったことが、精神的に大きなダメージとなられたのではないかと思います。実際、後のご会見で雅子さまご自身もそのことにふれられています。

外国暮らしが長く、外交官としてキャリアを積んでいた雅子さまが皇室入りを決心されるにあたっては、それまで培ってきた語学力・外交力をいかして皇室外交に貢献するということも大きなモチベーションだったことは想像に難くないと思います。ところが、お世継ぎの期待が高まるなか、ご成婚された翌年の1994年に中東諸国を公式訪問して以来、外国訪問ができなくなってしまいました。1996年には米国のNewsweek誌が「現代的に洗練された皇太子妃は、日本の伝統の中に姿を消してしまった」という主旨の記事を掲載しています。その後、愛子さまをご出産され8年ぶりにニュージーランド・オーストラリアを公式訪問されることになった2002年12月の記者会見で、雅子さまご自身「外国訪問をすることがなかなか難しいという状況は、正直申しまして私自身その状況に適応することになかなか大きな努力が要ったということがございます」（宮内庁ホームページ）とおっしゃっていました。しかも、その後の11年間も、外国を公式にご訪問されることはありませんでした。

こうした一連の流れから、それまでとはまったく違う環境に置かれ、さらに一番の強みを奪われてしまったことで、ご自身と環境のギャップに適応することができなくなってしまわれたのだとご推察いたします。

しかし、適応障害は、ストレスがなくなれば症状は改善し、さらにストレスを乗り越えることによりストレスに対して強くなります。

雅子さまも愛子さまをお育てになられ、さらに皇后という女性皇族としてはトップのお立場になられたことでストレスが軽減し、またつらい体験を乗り越えられたことにより回復に向かわれているのではないかと思います。

最近の雅子さまのご表情からは包容力に満ちた強さが感じられます。コロナの問題が終息すれば、外国訪問など雅子さまの強みを生かせる皇室外交の場面も増え、よりいきいきとご活躍されるお姿をきっと拝見できることと思います。


［理解されにくい理由3］正常と病気の境目がわかりにくい

適応障害の症状は主に「心」と「身体」と「行動」にあらわれると考えられています。

心の症状としては、心配、恐怖感、イライラ、焦燥感《しょうそうかん》などの「不安反応」と、落ち込み、喪失感、絶望感、涙もろさなどの「抑うつ反応」とがあらわれます。

身体の症状としては、不安に伴うドキドキ感や息苦しさ、また緊張からくる頭痛や肩こり、腰の痛み、さらに食欲不振や不眠などがあります。

行動であれば、物事に消極的になったり、怠惰《たいだ》になったり、あるいはケンカや無謀《むぼう》な運転など年齢や社会的役割に不相応な行為に及ぶことがあります。

また、飲酒や喫煙をする人は、飲みすぎたりタバコの本数が増えたりすることもよくあります。

実際には、これらの症状のいずれかが目立った状態、またはいくつかが混合した状態となってあらわれます。

たとえば、職場の恐怖体験では不安反応が、喪失体験では抑うつ反応が、それぞれ主に引き起こされ、過重労働では力尽きてしまうことで主に強い倦怠感《けんたいかん》や無力感を招きます。

また、適応障害はストレスが原因ですから、そのストレスから離れているときは症状が軽快しますし、ストレスがなくなってしまえば症状は消退するというのも大きな特徴です。

「なんだ、通常のストレス反応と同じじゃない」と思う方もいらっしゃいますね。

適応障害の症状というのは、まさに**「健康な人の正常なストレス反応」の延長線上にあります。**健康な状態との違いは**ストレス反応の「重症度」**です。

適応障害はしばしば「本当に病気なのか」と疑問視されることがありますが、その原因の一端は、この点にあるといってもいいでしょう。

ストレス耐性は人によって異なると述べましたが、ストレス反応もどこまでがその人にとっての正常範囲でどこからが病的かは人それぞれです。また、同じ人でも、周囲のサポートがなかったり弱点をつかれたりするような状況であれば、いつもよりストレス反応が重くなることもあります。まさにケースバイケースです。

ですから、本人もまわりも「その程度」と思うようなストレスであっても、いくつかの条件が重なって大きなストレスとなって強いストレス反応があらわれ、心のバネがいつも以上に伸びて耐え難いほどの苦痛になってしまうことがあります。

また、適応障害の心の症状は、不安反応と抑うつ反応との大きく2つに分けられると述べました。このうち、適応障害の理解を妨げてしまう一因に、抑うつ反応という言葉に対する一般的なイメージの問題があると思います。

たとえば、みなさんは「抑うつ反応」という言葉を聞くと、なんとなく「うつ病」を連想しませんか?

そのようなイメージを持つ人は決して少なくありません。そのため、ストレスから離れていれば比較的元気でいられる適応障害の人を「本当にうつなの?」といぶかしんでしまうのです。

実際、会社の人事課の人たちが、診断書に書かれた「うつ状態」という言葉を見てうつ病のような状態だと誤解し、見た目は元気そうな社員に対して不信感を抱くということはよくあります。

また、その一方で、適応障害の原因は誰もが経験するようなストレスであることから、正常なストレス反応の経験しかない健康な人たちからすれば、その延長線上にある適応障害の症状がピンとこず、「そのくらいのことは誰にでもあるんじゃないか」と受け止められてしまい、なかなか理解されにくいところもあります。

ここまで見てきたように、適応障害が理解されにくい３つの理由は、そのまま適応障害の特徴になります。

本人も気づかないうちに悪化する

適応障害が理解されにくい理由のひとつに、症状が曖昧で「健康と病気の境目がわかりにくい」ことがあると述べました。それゆえ、**本人も病気になっていることに気づきにくい**、というのも適応障害の特徴のひとつといえます。

普段の自分とは明らかに調子がおかしいと感じても、それはストレスのためで当然と思っているので、病気のレベルまで達する状態だとは考えないのです。

しかし、そのことが、適応障害の発見を遅らせ、長引かせてしまう原因のひとつとなっています。

自分でも気づかないうちにストレスにとらわれていき、やがて苦痛に耐えられなくなると、そこから逃れようとして多くの場合、**ストレス状況を回避するようになります。**会社や学校を休んでしまうのはよくあるケースです。

しかし、繰り返しお伝えしているように、ストレス状況を回避するととらわれの症状はさらに複雑になり、病状も悪化します。

たとえば、高所恐怖症の人は、崖《がけ》っぷちからなるべく離れていようとします。それと同じで、適応障害でストレスに対して恐怖や不安を感じている人は、その恐怖や不安の対象からできるだけ距離をとろうとするようになるのです。

そのため、かつては、症例のAさんのように会社を休んで旅行に出かけられる方も少なくありませんでした。「家にいるともしかしたら課長から電話がかかってくるかもしれない。それならいっそ海外にでも行ってたら、電話もかかってこないし気分も上がるだろう」というふうに、物理的にも雰囲気的にも職場からできるだけ遠く離れてしまえば、それだけ楽になるだろうと考えてのことです。

しかし、そうして一時的に職場というストレス環境から離れたところで、いずれは戻らなくてはなりません。回避している間は強い安堵《あんど》感《かん》を得ていただけに、再びストレスに直面することを考えると、恐怖心はよりいっそう強くなります。さらに、病欠しながら旅行に行っていたことが会社に漏れて不信感を買うなど、回避したことで周囲との関係がギクシャクしてますます戻りにくい状況になってしまうこともあります。

こうなってしまうと、ストレスへの適応力はさらに低下して症状が長引き、休職が長期化して状況はより深刻になります。

診断基準も主観的で曖昧だった

さて、この章の冒頭で、「適応障害の診断基準が非常に曖昧で、医師の間でも当初は十分に理解されていない状態だった」と述べました。

そもそも心の病気は、血液検査や画像診断などの客観的なデータに基づいて診断することが困難なため、問診などによる主観的な情報つまり本人の訴える自覚症状が重視されます。

しかし、それでは診断に偏《かたよ》りが出てしまうため、多くの精神科医や心療内科医は日々の診察の中で、主に２つの国際的な診断基準を参考に診断をおこなっています。

ひとつは、ＷＨＯ（世界保健機関）による「ＩＣＤ＝疾病及び関連保健問題の国際統計分類」で、もうひとつは、米国精神医学会による「ＤＳＭ＝精神疾患の診断・統計マニュアル」です。どちらも改訂を重ね、ここ数年はＩＣＤ－10とＤＳＭ－5が使われてきました。

適応障害の診断においても、この2つに大きな違いはなく、どちらも不安や抑うつ、素行など心身や行動にあらわれる非特異的な症状にもとづいて基準が設けられています。つまるところ、本人の主観的な訴えに重きを置いているわけです。

そして、このことが、それでなくても誤解されやすい適応障害に対する世間の理解を阻《はば》む一因となっていると思います。

また、診断基準が曖昧なことは、適応障害の研究が進まない原因のひとつにもなっています。ＤＳＭ－5の適応障害の診断基準では疾患に特徴的な症状の記載がないために、診断基準を満たす状態が広い範囲となってしまい、適応障害をひとつの病態で説明することが困難となっています。つまり、幅広い病態の人が含まれるため、均一な母集団をつくることができず、どんな治療法がいいのかなどの臨床《りんしょう》研究も進みませんでした。

しかし、あとで説明しますが、私はＤＳＭ－5の診断基準には良い面もあると考えています。

また、ＩＣＤのほうも2018年6月にＩＣＤ－11が公表され、診断基準が大きく変わりました。従来のストレスに対する反応という因果関係重視型から、ストレスやその影響

的または全般的なものではありません。まわりと比べて、あるストレスに弱いからといって、他のストレスにも弱いとは限りません。

それではストレスに対するそうした個人差はどこからやってくるのでしょうか。

個人差の生じる原因のひとつが、その人の持っている「心のバネ」です。バネの強さ（レジリエンス）によって、ストレスを跳ね返せたり、伸びきってしまったりするのです。

たとえば、弱いバネでは伸びきってしまうほどのストレスでも、強いバネなら余裕があり耐えることができます。

つまり、強いバネほどストレスに強いというわけです。

とはいえ、強いバネであっても、ストレスが度重なったり、ひどいパワハラのような大きなストレスがどーんと一気に降りかかってくれば、途端に伸びきって余裕がなくなってしまうこともあります。

「嬉しいこと」もストレスになる

そうしてストレスによって自分の持っているバネがギリギリまで伸ばされると、前述のようなストレス反応が起こります。「これ以上は何も（オモリを）増やさないで！」といに対する「とらわれ」と「適応の失敗」という症状重視型へと、大きく方向転換したのです。つまり、適応障害の特徴を「とらわれ」という特有の心理的メカニズムの働きによって説明できるようになり、曖昧だった診断基準がより明快になりました。これによって今後は適応障害の研究が進む可能性があります。

それでは、それぞれの診断基準について見ていきましょう。

ＤＳＭ－５の診断基準

現在もＤＳＭの最新版として使われているＤＳＭ－５の診断基準を、従来の診断基準の例として紹介します。

「はっきりと確認できるストレス因（ストレス因子のこと）に反応して、そのストレス因の始まりから３ヵ月以内に情動面または行動面の症状が出現」「これらの症状や行動は臨床的に意味があるもので、それは次のうち１つまたは両方の証拠がある。⑴症状の重症度や表現型に影響を与えうる外的文脈や文化的要因を考慮に入れても、そのストレス因に不釣り合いな程度や強度を持つ著しい苦痛、⑵社会的、職業的、または他の重要な領域における機能の重大な障害」「そのストレス関連障害は他の精神疾患の基準を満たしていないし、すでに存在している精神疾患の単なる悪化でもない」「その症状は正常の死別反応を示すものではない」「そのストレス因、またはその結果がひとたび終結すると、症状がその後さらに6ヵ月以上持続することはない」

わかりやすくまとめると、

①明確なストレスに対する反応であること。「原因がよくわからない」という場合は適応障害には該当しない

②その原因となるストレスによって比較的すぐ（3ヵ月以内）に、抑うつやイライラ、不安、自暴自棄などの症状があらわれるが、ストレスがなくなれば速やか（6ヵ月以内）によくなるなどストレスと症状に密接な時間的関係があること

③症状は以下のうち少なくともどちらかがある

（A）原因となるストレスから通常予測されるより著《いちじる》しい苦痛が生じている

（B）ストレスによって会社や学校などの社会生活に大きな支障が出ている

④ただし、親しい人が亡くなったあとは誰もが精神的なダメージを受けるため、そういう正常の範囲内の状況であれば「死別反応」として、適応障害には含まない

⑤ほかの精神疾患には該当しないこと

「操作的診断」といって、これらの条件が揃えば適応障害として診断していいことになっています。また、抑うつ、不安、素行、またはそれらの混合の、どの症状が目立つかによって下位分類（より細かな病気の分類）がなされます。

さて、DSM－5の診断基準のあいまいな点は、まず、（A）「ストレスによる苦痛が通常より過大である」か、（B）「ストレスによる苦痛によって社会生活に支障をきたしている」か、どちらか一方であれば条件が満たされることにあります。

本人が、主観的に苦痛が著しいと訴えれば社会的に支障がなくても適応障害と診断されますし、反対にそれほど症状が強くなくても会社への抵抗感から出社できないときも診断されます。

もし両方の条件を満たす必要があれば、少しはまわりの理解も得られやすくなるのではないか、と考えるところです。

また、「ストレスがなくなると6ヵ月以内に改善する」という条件も実は無理があります。というのも、初診の時点ではストレスがなくなって6ヵ月以内に症状が改善するかどうかは不明です。

もしもストレスがなくなっても治《なお》らなければ、他の診断名になりますが、ストレス因がある時点で、それを鑑別するのは困難です。この条件を満たしているかどうかは、あくまで診察をしている医師の予測もしくは結果からの診断にすぎません。

このように、従来の診断基準には大雑把《おおざっぱ》なところがあり、「診断名とするのは懐疑的」といわれても仕方がない面があります。

コラム

操作的診断

操作的診断とは、疾患に特徴的な症状（うつ病なら抑うつ気分、興味や喜びの喪失、睡眠や食欲の障害、意欲の低下、集中力の低下など）のうち何項目が患者さんの状態に当てはまるかによって診断することです。米国精神医学会により1980年のDSM−IIIから導入されました。

この方法は、表面的な症状のみを重視して、その背景にある病因、性格や生育環境、発症の経緯といった個々の事情が軽視されやすいという面があります。

　ですが、その一方で、従来の精神疾患の診断では、それぞれの医師が臨床経験で身につけた主観に頼りがちで統一性に欠けるという問題がありましたが、操作的診断を導入することで一定の客観性が得られるようになりました。そのことによって均一の患者集団を抽出することが可能となり、その後の疾患統計や治療の開発が容易になったのです。


　操作的診断が普及したものの、適応障害のＤＳＭ－５診断基準においては、ストレスに対する反応という因果関係が重視され、状態については特徴的な症状ではなく、主観的な苦痛によって診断されています。

　たとえば、まわりは「そのぐらいのストレスならみんな感じているよ」と思う程度の症状であっても、本人にとっては苦痛が著しかったり、欠勤が続いていれば適応障害と診断されます。

　このように特徴的な症状ではなく主観的な訴えから診断されることで、適応障害では操作的診断の長所である客観性が乏しくなり、均一な病態を抽出できませんでした。

ＤＳＭ－５の診断基準の価値

さて、ＤＳＭ－５の診断基準で適応障害と診断されるものには、幅広い病態の人が含まれると述べましたが、大きく「とらわれ型」「別障害型」「医療化型」の３つのタイプが含まれると考えます（医療化〈medicalization〉とは、従来は医療的問題として扱われなかったものが医療的枠組みで理解され、医療的介入がなされるようになること。Conrad 2007, 志水2014）。

〔**とらわれ型**〕**とらわれの症状を持つもの**――ＩＣＤ－11の適応障害のガイドラインを満たすものでストレスへのとらわれの病理があり、社会生活に支障があるもの

〔**別障害型**〕**ほかの気分障害や不安障害の診断基準を十分に満たさないが、それらの病気の存在が考えられるもの**――ＤＳＭ－５の適応障害の診断基準を満たし、かつ診断基準の閾値《いきち》下《か》ではあるものの他の精神障害が疑われるもの

図15　適応障害と医療化

医療化（medicalization）とは
従来は医療的問題として扱われなかったものが医療的枠組みで理解され、医療的介入がなされるようになること（Conrad 2007, 志水2014）

職場における適応障害の医療化

メリット	デメリット
・早期発見しやすい	・問題視されやすい
・治療の場ができる	・適応の機会を失う可能性
・病気として責任が免除される	・病気に依存してしまう
・職場も個人の病気として対処できる	・職場環境の改善が得られにくい
・職場の支援の負担が減る	・医療費が増大する

〔医療化型〕正常の反応との区別が困難で病的とはいい難いもの――ストレスへの主観的な苦悩があっても、とらわれの病理はなく、出社など特定の社会的状況に抵抗を示す以外は社会生活に障害がないもの。DSM－5の診断基準を満たすものの、ICD－11のガイドラインは満たさず、かつ他の精神障害（診断閾値下）も疑われない

このように、DSM－5では、病的とまではいえないもの【医療化型】や他の障害【別障害型】が含まれてしまうという問題はあります。しかし、その一方で、病的まではいかないまでも、今の環境や状況に適応することに苦しんでいる方を早期発見し適応できるよう支援をしたり、気分障害や

不安障害が疑われる診断閾値下の方を治療に結びつけることができるという利点もあります。

私は職場の適応障害の医療化にはメリット・デメリットはあると思いますが、批判的にはとらえておらず、実は、この部分こそがもっとも自身や周囲が、医療機関に頼らず、もしくはそれらと協力して予防や回復を目指すことができるところではないかと考えています（図15）。

曖昧さを解消するための最新の診断基準ICD－11

DSM－5もICD－10も従来の診断基準では、因果関係と本人の訴える主観的な苦痛に重点がおかれているため、この病気について明確にイメージがつきにくい点がありました。

最新の診断基準（ICD－11では診断ガイドラインと呼びますが、ここでは便宜的に診断基準とします）であるICD－11が画期的なのは、視点を因果関係と主観的な苦痛から、「とらわれ」という症状を重視へと転換させたことです。

実は、ICD－11の診断基準の日本語版は、まだ正式に発表されておらず、適用に向けて準備が進められている段階です。ここでは、日本精神神経学会ＩＣＤ－11委員会が発行した日本語の診断基準の草案を紹介します（正式に出版されたときには違う表現や解釈になっている部分もあるかもしれません）。

まず、診断名は、日本精神神経学会により「適応障害」から「適応反応症」へと変更されました。診断基準は次の通りです。

「特定可能な、単一もしくは複数の心理社会的ストレス因（たとえば、単一のストレスの高い出来事、継続的な心理社会的困難、またはストレスの高い生活状況の組み合わせ）に対する不適応反応で、通常ストレス因の１カ月以内に出現する。例として、離婚や関係性の喪失、失業、疾病の診断を受けた、最近能力が低下した、家庭や職業における葛藤などがある」

「ストレス因への反応の特徴は、ストレス因やその結果についてのとらわれである。その例には過度の心配、ストレス因についての反復的で苦痛な思考、その影響についての絶え間ない反芻《はんすう》が挙げられる」

「ストレス因に対する不適応のために、個人生活、社会生活、学業、職業または他の重要な機能領域に有意な障害が生じている。機能が維持されているとしても、そのためには普段と比較して有意に大きな努力を要している」

「ストレス因とその影響が一旦なくなれば、症状は6カ月以内に消退する」
「症状は、特異性と重症度の点において、他の精神および行動の障害（たとえば、心的外傷後ストレス障害、抑うつ障害、不安障害）と診断するには不十分である」

わかりやすく整理すると、

①病態は、明確に認識できる心理社会的ストレスに対してうまく適応できないこと
②症状はそのストレスに遭遇してから1ヵ月以内にあらわれる
③ストレスに対する症状の特徴は、ストレスやその影響に対する「とらわれ」が起こっていること。その例として主に以下の3つがあげられる
（a）原因となるストレスに対する「過度の心配」
（b）ストレスについての「反復的で苦痛な思考」
（c）ストレスの影響についての「絶え間ない反芻（繰り返しくよくよ考えること）」
④ストレスに対してうまく適応できないことで、個人的・社会的生活や、学業、職業その他の重要な社会機能に障害が生じている。あるいは機能できていたとしても、そのためには普段よりはるかに大きな努力を要している
⑤ストレスとその影響がなくなれば、通常6ヵ月以内に症状は消退する

⑥　症状は他の精神障害では説明できない

従来との大きな違いは「とらわれ」に着目したこと

ＤＳＭ－５との最大の違いは、

- 「とらわれ」を具体的な症状としてあげたこと
- ストレスに対する適応の失敗を必須としたこと
- うつ、不安、素行などの下位診断をなくしたこと（非特異的症状による分類をやめた）

この3点です。

つまり、ＩＣＤ－11では、ＤＳＭ－５で重要視されていた主観的な苦痛よりも、ストレスやその状況に対する「とらわれ」によってストレスへの適応が阻害されていることを重視しています。

この考えは、「森田療法」の考えに近いといえます。ＩＣＤ－11におけるとらわれの病理の重視は、なぜ通常でも起こりえるストレスで、適応が困難になる人もいればならない人もいるのかのひとつの解答だと思います。つまり、**ストレス体験へのとらわれが生じた人が適応が困難になる**ことを示しているのです。

診断基準のとらわれの主な例としてあげられている「過度の心配」「反復的で苦痛な思考」「絶え間ない反芻」は、どれも反復的で、制御が難しく、ネガティブな思考で頭の中がいっぱいになっていることを示しています。これらの主な違いを簡単にいえば、未来、現在、過去のどこの時点にフォーカスしているかにあると考えます。

「過度の心配」は「もし……ならどうしよう？」と、予期される将来の否定的な出来事にフォーカスして反復的に過剰に考えることです。脅威《きょうい》を感じるような恐怖体験などによって起こり、不安、緊張、焦燥感、恐怖などの不安症状に関係しています。

「反復的で苦痛な思考」は、現在のストレスにフォーカスして繰り返し考えてしまうことです。頭の中でストレスのことをグルグルと考えてしまい、そのことが常に頭から離れず苦しくなります。そしてさまざまなことをそのストレスに関連付けて考えがちになります。

「絶え間ない反芻」は「どうしてこんなことになったのだろう？」「こんなはずじゃなかった」と、過去に起こった喪失、失敗、絶望的な体験にフォーカスして、その原因や結果などについて持続的に反復して考えることです。憂うつ、悲しみ、喪失感、罪悪感、恥《は》ずかしさなどの抑うつ症状に関係しています。

この３つは同時に起こることも多く、直接あるいは回避行動などを介して互いに連想しあい症状が強くなります。その結果、ますます感情的記憶が肥大化してストレスに対して敏感となり苦痛が増大する、という悪循環によってとらわれが生じます。

コラム

死別反応は病気といえるのか

日常の診療場面で死別反応はよく見られます。配偶者の死、親の死、子どもの死、ペットの死などの悲しさに苦しんで来院されるのです。

ですが、前述の通り「正常の死別反応」はＤＳＭ－５では適応障害と診断されません。実はＩＣＤ－11でも、主な診断基準とは別に、診断から除外すべき状態として「単純な死別反応」が明示されているため、適応障害とは診断されません。

つまり、通常、死別反応は適応障害とは診断されず、病気とはいえないのです。

たとえば、配偶者や子どもなど愛する対象と死別して嘆き苦しみ、仕事に行くことができなくなったとしましょう。

「社会生活上のストレスによる苦痛によって仕事に行けなくなる」というのは適応障

害の診断基準を満たしております。しかし、愛するものを失うという死別反応においては、たとえつらくても、仕事などの社会機能に障害があらわれたとしても決して不思議ではない、つまり正常の範囲であるという考えから、適応障害に当たらないとしたのだと思います。

ただし、ここでは「正常の死別反応」とあるように、もし文化的、宗教的、または年齢要因を考慮しても正常を超えた反応の場合は、適応障害と診断される可能性があります。さらに、長期間症状が持続した場合、DSM－5では1年（子どもは6ヵ月）、ICD－11では6ヵ月以上続いたときは、それぞれ「持続性複雑死別障害（研究用診断基準）」「遷延性《せんえんせい》悲嘆症」と診断されます。

実際、臨床の場面で見られる死別反応も、治療が必要になるほど反応が大きかったり、長期に持続するケースが多く、それらのケースでは「とらわれ」が見られます。

つまり、通常は時間の経過とともにおさまる死別反応も、とらわれの悪循環から抜け出せず反応が過大になる、あるいは遷延した場合は病気と診断されるのです。

第4章　「とらわれ」からはじまる適応障害

とらわれの視点から適応障害を見る

それでは、どのように適応障害を発症していくのか、最新の診断基準であるＩＣＤ－11にならい「とらわれ」の３つの症状の視点から見ていきます（図16）。具体的に想像しやすいよう、症例のＡさんのケースを織り込みながら説明します。

Ａさんは、仕事のミスを上司から叱責《しっせき》され不安や恐怖を覚えるというストレス体験をして、そのことが感情的記憶に刻《きざ》まれました。このプロセスは、つらくはありますが自然なものといえます。

しかし、精神的な弱点があったり、周囲のサポートが得られなかったりといった、ストレス耐性が低い状態にあると、感情的体験は強い印象となり、それだけ不安や恐怖を伴う記憶もより強く刻まれます。その結果、「また失敗して上司に怒られるのでは」などの予期感情があらわれ、ストレスに対して警戒心が高まり、「執着」をもたらします。

Ａさんは、仕事をミスして上司に叱られ相当に怖い思いをしたことから、上司や仕事のことを常に気にするようになりました。

そうして上司や仕事などのストレスに執着するようになると、同僚やオフィスなど上司

図16　適応障害と「とらわれ」(ICD-11)

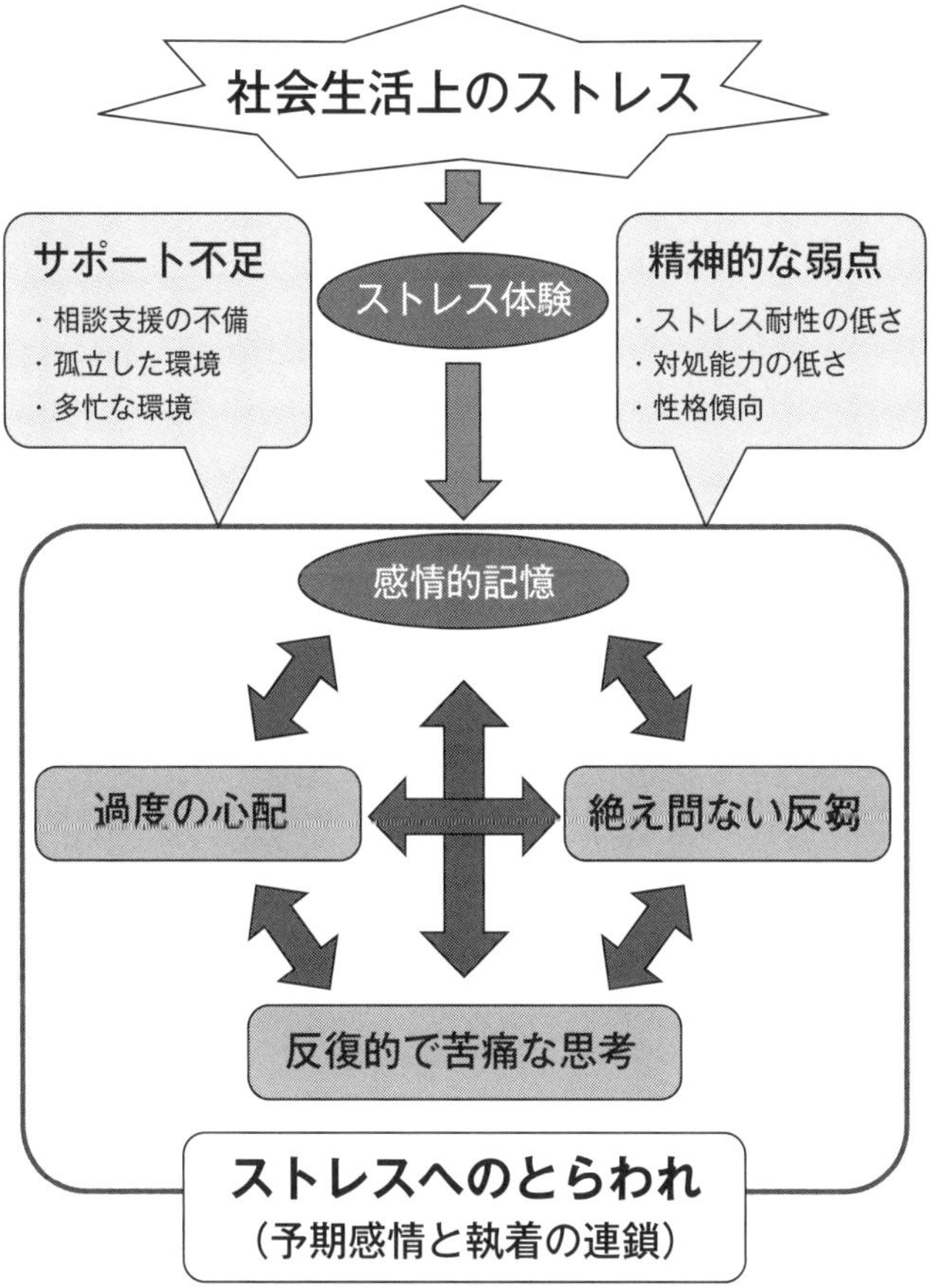

感情的記憶による予期感情と執着から「過度の心配」「絶え間ない反芻」「反復的で苦痛な思考」が生まれ、それぞれが連想により相互に関係し、思い込みを強めていることをあらわしています。

や仕事を連想させるものも気になるようになります。また、上司の前では動揺してしまうとか声が出なくなるとか自分の心身の状態にも注意が向くようになりました。

上司や仕事に対して警戒心が高まると、敏感にもなります。その結果、実際以上に上司のことを恐ろしい存在だと感じたり仕事を難しく考えたりするようになり、「上司に見限られるのではないか」「取り返しがつかない失敗をするのではないか」などと過度の心配をするようになります（過度の心配）。

また、自分の意思《いし》に反して、「なんであんな失敗をしてしまったのか」「同僚にも見られて恥《は》ずかしかった」というつらい記憶をしょっちゅう思い出しては「こんなはずではなかった」とくよくよ考えたり（絶え間ない反芻《はんすう》）、仕事のことをグルグルと考えては「自分は役に立っていない」「みんなに迷惑をかけている」などストレスに対する苦痛な考えが繰り返しあらわれ、頭から離れなくなります（反復的で苦痛な思考）。

そうして、執着がこれらのつらい考えをもたらし、これらのつらい考えは執着を強くするということが繰り返され、ストレスに対してどんどん敏感になり、ますますつらい記憶や苦痛な考えの連想に苦しめられるようになります。

それがつらすぎて耐えられなくなってくると、やがてストレスをダイレクトに回避する行動に出るようになります。たとえば、朝気分が悪くて遅刻をしたり、頑張って出勤したものの途中で具合が悪くなって早退したり、「今日はもう無理」と感じて欠勤したりするようになります。

　しかし、ストレス状況を避けようとすればするほど、かえってそのことを考えるようになり、執着から逃れられなくなっていきます。

　このように、「過度の心配」「絶え間ない反芻」「反復的で苦痛な思考」は、それぞれお互いに連想し合うことでますます感情的記憶を肥大化させ、予期感情や執着を生んで思い込みを強くします。それによってストレスに対する感度はさらに高められ、苦痛をより増大させるという心理的悪循環、すなわちとらわれを生み出します。ここに回避行動が加わると、さらに状況は悪化します。欠勤をすることでよくなるどころか、休職にまで至るようになったAさんの場合がまさにそうです。

　こうして「とらわれ」の現象が生まれると、気持ちは完全に内向きになり、ストレスのことで頭がいっぱいになり主観的な世界に閉じ込められてしまいます。そうなると、思い込みが強くなって現実を客観的にとらえることが困難となり、自分の置かれた今の現状を正しく判断することができなくなり、適応不能になってしまいます。つまり「適応障害」になってしまうのです。

職場の適応障害に見られる4つのとらわれ

さて、症例のAさんのケースは、職場の恐怖体験にとらわれることで発症する適応障害であり、私の適応障害のモデルケースでもあります。

職場のストレス体験にとらわれることで発症する適応障害には、主にこの恐怖体験をストレスとするタイプを含めて「恐怖症型」「喪失体験型」「回避型」「強制型」の4つの種類があると考えます。

それぞれの特徴と症例とをあわせて紹介します（なお、これらは厳密に区別できるものではなく混在することが多いのですが、おおよその目安として分類しました）。

前に、「適応障害は自分自身でも気づきにくい」という話をしましたが、ここにあげた症例を見ることで、自分の適応障害に気づける方がいるかもしれません。

また、あとで出てくる症例のIさんのように、会社の人事課の方や産業医、保健師などが欠勤の続く社員の適応障害を疑い心療内科の受診をすすめるということもよくあります。

たとえば、当院のホームページの月の平均アクセス数は約2万UU（ユニークユーザーの略でホームページの訪問者の数のこと）ですが、そのうち半数以上の方が適応障害のページを閲覧されています。

当事者の方のみならず、人事課の方や保健師が「あの人の状態はうつっぽいけどうつ病でもなさそうだし、もしかしたら適応障害かも」と考えて閲覧しているというケースが多いのではないかと思っています。

そのような方たちにとっても、これらの症例は参考になるはずです。なるべく多くの事例をあげて、当事者には自分にあてはめて理解しやすく、職場の方には症例を疑似体験してもらえるようにしました。

（１）恐怖症型

たとえば、上司の叱責、顧客のクレーム、仕事の失敗などの「恐怖体験」がストレスとなって、そのことにとらわれるようになり、「こうなったらどうしよう」という将来起こることへの恐怖に対する過度の心配や、反復的で苦痛な思考などの不安症状が主にあらわれます。ストレスがさほど重度でなくてもその人の弱点をつかれてしまって起こる場合や、ストレスの強度が強いために精神的にとくに弱くなくても起こる場合などがあります。

［症例］上司のマイクロマネジメントとパワーハラスメントによって恐怖にとらわれたBさん（34歳・男性）

大手広告代理店に勤務するBさんは、営業での真面目で優秀な仕事ぶりが認められ、希望していたインターネット広告部門に異動となり、ここでもすぐに仕事に慣れ半年後には大型案件を任されるようになりました。

それからしばらくは順調で毎日を充実して過ごしていたのですが、新たな人事異動によって厳しい指導で有名な上司がやってきてから状況が一変しました。

その上司と一緒にクライアントへのプレゼンテーションのために出張したときのことです。あらかじめ入念に準備をしていた資料に目を通した上司は、細かいところまで厳しく注意をしてきました。宿泊先に着いてからも深夜まで注意と叱責が続き、さらに「明日までに終わらせておくように」と課題を出されました。翌朝、徹夜同然でようやく作成した資料を提出したところ、ミスともいえないような細かいことを指摘されたあげく、顧客の面前で怒鳴られてしまいました。

それ以降、Bさんは上司への恐怖にとらわれて、「また怒鳴られるのではないか」と不安と緊張が抜けなくなりました。上司の顔色を見ながら仕事をおこなうようになり、やがて自分で判断することができなくなっていきました。そのため些細《ささい》なことでも上司に確認するようになると、「何でそんなことまで聞くんだ！」とますます叱責され萎縮《いしゅく》するという悪循環となりました。ひと月後には業務を続ける自信がなくなり、退職を決意して上位上司にその旨を申し出ました。

［症例］発達障害の症状を理解されず、弱点をつかれ周囲のサポートを得られず孤立したCさん（28歳・男性）

Cさんは大学卒業後、市役所に就職したものの自分には向いていないと思い、1年で退職して職を転々としたのち、大学病院に就職。1ヵ月の研修後、窓口に配属されました。

当初の3ヵ月は先輩の指導のもとで業務を習い、いよいよひとりで担当することになりました。ところが、途端に会計手順の細かいミスや仕事のモレが目立つようになりました。また、上司の話に集中することが難しく、何をすべきか察することもできないため、上司から厳しく叱られるようになり、周囲からも問題視されるように。

わからないことがあっても「また怒られるのではないか」と、怖くて上司に質問することができず、上司のほうから指導をしても緊張のあまり返答することができず、どんどん孤立してサポートを受けにくい状態になってしまいました。職場に行こうとすると吐き気がするなど体調も悪くなり、出勤が困難になったため、産業医に相談することになりました。

［症例］昇進したことで得意より苦手なことを求められ仕事ができなくなったDさん（35歳・男性）

システム会社でエンジニアとしての実績を積んできたDさんは、周囲から高い技術と正確性が評価されていました。ただ、自分自身は周囲とのコミュニケーションを必要とする作業は苦手だと感じていました。

そうして年次が上がりプロジェクトマネージャーになると、作業よりも管理業務が増え、また顧客対応をする機会も増えてきました。

ところが、コミュニケーションの苦手なDさんは、メンバーに指示を出すこともためってしまうためチームをうまくまとめることができず、作業の遅れが目立つようになりました。1ヵ月ほどすると顧客から直接クレームを受けるようになり、上司からも「役割を果たせていない」と強く指導されることが増えました。

Dさんは次第に仕事のことを考えると「クレームがきたらどうしよう」と、不安が高まって、夜よく眠れなくなってきました。そうしてある朝、通勤電車で不安と緊張が高まり、動悸《どうき》と息苦しさを感じたため、心療内科を受診することにしました。

［症例］劣等感の強いEさんは、勝手のわからない仕事をひとりで抱え込み仕事が恐怖に（26歳・女性）

新卒で生命保険会社に就職したEさんは営業に配属されました。多忙な部署ではあるものの、上司のサポートにも恵まれ、仕事にやりがいを感じていました。ただ、営業成績では、しばしば同僚に劣等感を抱くことがありました。それでも仕事に慣れ、それなりに自信もついてきた3年目の4月、ある官公庁の部署をひとりで任されるようになりました。

新しい仕事に張りきって臨《のぞ》んだEさんでしたが、個人相手だったそれまでとは違い官公庁相手では勝手がよくわかりません。そのため、なかなか成績を出すことができず、プレッシャーを強く感じるようになりました。周囲はみな忙しいので、判断に迷うことがあっても聞くことができず、ひとりで抱え込んでいるうちに仕事が滞《とどこお》るようになり、上司からも厳しい口調で責められるようになりました。

それらをきっかけに、「最低の結果になるのではないか」と、不安を強く感じるようになり、夜もなかなか寝付けなくなりました。また、日中にはめまいや頭痛、わけもなく涙が流れるようになりました。

ゴールデンウィークが明けてからは、朝の通勤時に職場の近くまで来ると吐き気や動悸がするようになり、遅刻してしまうことが増えました。さらに、朝もなかなか起きられなくなってきて、会社に行こうとすると気が重くなり、そのままずるずると休んでしまう日も出てきました。

休むと気分が楽になり、とくにみんなも休んでいる休日は友人と遊びにいくなど楽しく過ごすことができました。

そうして、当日休みを繰り返しているうちに有休を使いきってしまったものの、出勤することができないため、心療内科を受診することになりました。

(2) 喪失体験型

「喪失体験」とは、簡単にいえば「自分にとって大事なものを失うこと」です。職場であれば、たとえば、人事異動や転勤によって人間関係も含めた環境や地位、役割、目的を失ってしまうことです。仕事の失敗のように、恐怖体験と自信や信用を失うといった喪失体験の両方の性質を持つものもあります。

そうした「喪失体験」がストレスとなって、失ったものにとらわれるようになります。そうして、過去のことをくよくよと考えてつらい思いをする絶え間ない反芻や、反復的で苦痛な思考などの主に抑うつ症状があらわれます。

［症例］単身赴任・はじめての部署……慣れた環境や仕事を次々と失い喪失感から出世を後悔するほど追い詰められたＦさん（45歳・男性）

10年近く薬品メーカーの地方都市の営業部門の責任者として活躍してきたＦさんは、４月に異動となり昇進し、東京の本社の経営企画に配属されました。

ところが、ずっと営業畑一筋だったため、新しい業務のことはまったくわかりません。けれど、顔見知りはおらず、また自分のほうが年齢も立場も上のため、誰かに気軽に聞くこともできません。しかも、まわりはみな優秀な人材ばかり。何をするにも自信が持てず、上司である役員にも常にびくびくしている状態となりました。

子どもの高校受験のため単身赴任であったこともあり、休日も部屋でひとり孤独感を味わいながら、生き生きと仕事をしていた昔のことを思い出しては悶々《もんもん》として「なんでこんなことに」と、落ち込むことを繰り返すように。やがて「降格になったとしても東京への赴任を断っていれば」と後悔するようになりました。

５月になると追い詰められたような気持ちになり、首や肩の痛みもあらわれて、出社することが苦痛になってきました。上司に相談して仕事を軽減してもらいましたが、それでも思うように仕事をこなせず、苦痛が限界となって近くの心療内科を受診しました。

［症例］異動によって平穏な会社生活を失い、上司と部下の板挟みのプレッシャーから自信をなくしたGさん（46歳・男性）

機器メーカーの支店の営業部門から本社の管理部門に異動になったGさん。実は、10年ほど前にも本社の管理部門にいたことがあり、いわば古巣に戻った格好です。

しかし、そのころとは組織もやり方も変わっているため、わからないことだらけ。また、以前は部下の立場だったので気楽でしたが、今度は上司として判断を求められるポジション。立場もあるしまわりもみな忙しいため、なかなか人に聞くことのできない状態で困ってしまいました。

そうして、上司からのプレッシャーを感じつつ、部下にも気をつかいながら業務をおこなううちに、次第に仕事が滞りはじめました。

仕事への自信がなくなり、「何でこんなことになってしまったのか」と落ち込みがちで、何をするにも消極的に。とくに日曜の晩は悪いことばかりが頭に浮かび、よく眠れません。そのような状態がひと月ほど続いたある月曜の朝、仕事に行こうとしても足が重く遅刻してしまったため、意を決して健康管理室へ相談することにしました。

愛読者カード

ご購読ありがとうございました。今後の参考とさせていただきますので、ご協力をお願いいたします。また、新刊案内等をお送りさせていただくことがあります。

【1】本のタイトルをお書きください。

【2】この本を何でお知りになりましたか。

1.書店で実物を見て　2.新聞広告(　　　新聞)
3.書評で(　　　)　4.図書館・図書室で　5.人にすすめられて
6.インターネット　7.その他(　　　)

【3】お買い求めになった理由をお聞かせください。

1.タイトルにひかれて　2.テーマやジャンルに興味があるので
3.著者が好きだから　4.カバーデザインがよかったから
5.その他(　　　)

【4】お買い求めの店名を教えてください。

【5】本書についてのご意見、ご感想をお聞かせください。

●ご記入のご感想を、広告等、本のPRに使わせていただいてもよろしいですか。
□に✓をご記入ください。　□ 実名で可　□ 匿名で可　□ 不可

郵 便 は が き

切手をお貼りください。

102-0071

東京都千代田区富士見一―二―十一
KAWADAフラッツ一階

さくら舎 行

住 所	〒 都道府県		
フリガナ		年齢	歳
氏 名			
		性別	男 女
TEL	( )		
E-Mail			

さくら舎ウェブサイト www.sakurasha.com

［症例］吸収合併で慣れた職場も仲間も失ったHさんは、理不尽《りふじん》な評価によって絶望的に（31歳・男性）

９月に勤めていた会社がX社に吸収合併されたHさんは、あらたにX社の法人営業部門に配属されました。

仲間を失い、企業風土も違うことからいろいろと苦労はあるものの、Hさんは心機一転、仕事に地道に取り組み、大きな取引を獲得するなど成果を出していました。

しかし、上司はよそ者が成果を出したことを快く思っていないような様子で、部門長もX社出身で同じような雰囲気です。相談できる人は誰ひとりおらず、Hさんは居場所がないと疎外感を感じていました。

そんなある日、周囲とのコミュニケーション不足を理由に低い評価をされたことで、「頑張っても、どうせ報《むく》われない」「こんなはずではなかった」という気持ちが強くなってしまいました。

それを機に仕事への意欲が一気に低下したHさんは、出勤時に頭痛や吐き気がするようになりました。

出社することがどんどん憂うつになり、退職も考えるようにもなったため、会社の健康管理室に相談することになりました。

（3）回避型

ストレス体験によって生じた過度の心配、絶え間ない反芻、反復的で苦痛な思考などの症状にとらわれた結果、それらを回避するような症状が主に行動としてあらわれます。ストレス体験による症状が、たとえば出勤するときに憂うつになる程度のさほど強くない場合でも、とらわれによって回避症状が増幅して、社会生活に支障をきたすこともあります。

［症例］「思っていた仕事と違う」という抵抗感にとらわれ、仕事を回避するようになったIさん（25歳・女性）

大学院を修了し、第一志望の大手通信会社に就職したIさんは、研修のあと5月に支店に配属されました。

しかし、実際に現場に出て働くようになってみると、人間関係や環境が厳しいうえ、仕事内容も「想像していたのとは全然違う」という印象。次第に今の会社に入ったことを後悔するようになり、徐々に仕事への抵抗感が強くなりました。

飲み会や趣味の旅行などで気晴らしをしていたものの5月の半ばころから、寝る前に仕事のことが頭に浮かんで、なかなか寝付けなくなり、5月下旬には遅刻も増えました。やがて、朝になると仕事のことを考えては不安や憂うつとなり、出社することに対する抵抗感もさらに強くなって、そのままずるずると休んでしまうような日も出てくるように。

休むと気分は楽になるし、休日には友人と遊びにいって気分転換もしていたので、Ｉさん本人は「まだ大丈夫」と思っていました。しかし、休みが頻回なことを心配した会社の保健師から、心療内科の受診をすすめられました。

（4）強制型

過重労働などで仕事以外の時間や支えがなくなり、その結果、仕事にとらわれるようになり、仕事以外のことを考えられなくなります。緊張が抜けず消耗しきると、強い倦怠感《けんたいかん》や無力感などがあらわれます。

［症例］仕事にどっぷり浸かっているうちに仕事から離れられなくなってしまったＪさん（35歳・男性）

食品メーカーの営業職としてキャリアを積んできたＪさんは、実績を認められて４月から会社で一番の大口の顧客を担当することになりました。その日から、残業が増え帰宅は深夜になることもしばしばで、休日も顧客からの対応を求められ、気の休まらない状態が続くように。自分の趣味や家族との時間はほとんどなくなったものの、やりがいを感じて取り組んでいました。

ところが、半月ほどすると、仕事の状況に気持ちが翻弄《ほんろう》されるようになり、疲れているはずなのに徐々に寝つきが悪くなってきました。

さらに半月ほど経った5月になると、出勤中の電車で動悸、吐き気がするようになりました。いつ顧客からの連絡があるかと思うと緊張感が抜けなくなり、常に身体に力が入っている状態で、疲れやすくなりました。

倦怠感が強く、業務でも迷うことが増え、次第に自信が持てなくなってきました。しかし、「仕事で何かあったら」と不安で会社から離れられなくなり、ますます残業が増えることに。月の残業時間が100時間を超えたため、産業医と面談することになりました。

コラム

強制型のとらわれは「マインドコントロール」と似ている

強制型のとらわれは、「とらわれる」というより、「とらえられる」もしくは「とらわれさせられる」という状況といえます。

48ページの「とらわれの程度」を示す図であらわしたように、完全にとらわれると、とらわれに染まった情報しか入らなくなります。すると、外部の正しい情報を認識することができないため、偏《かたよ》った主観つまり思い込みを修正することができなくなります。

これを誰かが意図的におこなうことが「マインドコントロール」です。

ある事柄に「とらわれさせる」には、まず、マインドコントロールしようとする相手に外部との接触を断つよう指示するか、その人を孤立化させるなど外部の情報が入らないよう遮断します。そのうえで、その事柄に対する恐怖を伴う偏った情報を与え続けます。

さらに、その恐怖から逃れるためにはマインドコントロールをする者が求める行動を起こすしかないと伝え、実際に行動を起こさせます。そして、その行動に対して称賛し安心感を与え、一方で行動しないと罰を与えます。するとその行動を繰り返すようになります。

行動したことによって与えられた情報の真実味が増していき、さらに与えられた情報を信じるようになります。これらを繰り返すことで、ある事柄に関すること以外は考えられなくなり、とらわれるようになります。

これがマインドコントロールです。

長時間労働もこれに似た性質があります。

長時間労働をすることによって、会社に心身を閉じ込められることになり、自《おの》ずと外部と接触する時間は減ります。一方で、会社の価値観にどっぷりと浸かる時間が増え、仕事にとらわれるようになります。休日も平日の仕事のために身体を休ませるようになります。

こうして、ほぼ仕事のためだけに生きている状態になっても、心身の健康が危険にさらされていても、あまり批判的な考えも浮かばなくなります。

このように長時間労働は心身をむしばみますが、長時間労働をむしろ肯定的にとらえている人も珍しくありません。

その点で、マインドコントロールとよく似ているといえます。何かにとらわれさせられて、気づかないうちにひどい目にあっている例はよくあります。

会社が本人に対して十分に報いているうちはいいのですが、何かのきっかけ（たとえば本人が不調になって働けなくなったなど）で本人の気持ちに応えなくなったときは、さらに心に大きなダメージを受けることになります。

「五月病」も「新型うつ」も本当は適応障害

適応障害には多様な症状のあることを理解いただけたと思います。私は、「五月病」や「新型うつ」もその中に含まれると考えています。

「五月病」は正式な病名ではありません。にもかかわらず、「心の病《やまい》」として世間に広く長く浸透しています。

「五月病」は、もともとは厳しい受験を乗り越えて入学を果たし、長く続いた緊張から一気に解放された反動で虚脱状態になったり、思い描いていた理想の学生生活と現実とのギャップから目標を失ったりして、無気力に陥《おちい》ってしまう大学生をあらわす言葉でした。最近では、働く人にも使われるようになり、就職や転職、異動などの環境の変化によるストレスに適応できない状態も含むようになりました。

このように「五月病」は、日本では年度替わりにあたる４月からの新しい環境に馴染《なじ》めず、ゴールデンウィーク明けに不安や抑うつ、無気力感が強まる状態を指しています。これは医学的な見地からすれば、まさに「適応障害」です。

ちなみに、「五月病」ほど一般的ではありませんが、「六月病」という言葉もあります。

これは6月にも精神的に不調になる方がいることから名付けられました。

「六月病」はこれまで「五月病」が研修の長期化などで遅れて発症したものであり、適応障害と考えられてきました。しかし、私のクリニックを受診される方たちの症状を見ていると、その多くは適応障害ではなくうつ病を示すものです。

このことから、私は「六月病」を、4月の環境変化をきっかけに2ヵ月以上のときを経て、適応障害ではなくうつ病として発症したものが多いのではないかと考えています。

適応障害は急性のストレスのあと間もなく発症するのに対し、うつ病は数ヵ月続く慢性のストレスのあとに発症するのが一般的です。したがって、4月の環境変化のストレスにすぐに反応して適応障害になったのが「五月病」、ストレスを我慢し続けてうつ病に発展したのが「六月病」とするのが妥当だと思います。

新型うつは適応障害の慢性化

「新型うつ」も正式な診断名ではなくマスコミ用語ですが、おそらく適応障害よりもなじみがあるのではないでしょうか。

近年、若い世代のとくに働く人たちの間で、従来のうつ病とは異なる特徴を持つ症状を訴える方が増えていることから、「新型うつ」として報じられるようになりました。しかし、その病像については専門家の間でも一致した見解が得られておらず、うつ病学会でも病名として認められていません。

新型うつがそのように理解されにくい原因は、「症状が緩和《かんわ》されるタイミング」にあります。

従来のうつ病は、何をしても楽しめず、疲労感や倦怠感といった症状が長く続きます。それに対して、新型うつは嫌な状況（ストレス）から離れると症状が緩和されることがしばしばです。そのため、会社には行けないけれど、自分が行きたいと思う場所には行けるという状況が生まれます。

実際、新型うつが話題になりはじめた当初に、休職中に海外旅行に行ってしまうという人たちが問題になりました。そのような到底うつ病らしからぬ症状の特徴から「単なるサボりではないか」「仮病ではないか」という不信が生まれ、メディアでも「新型うつは病気ではないのでは」と報じられることが増えていました。

しかし、私は、新型うつを従来のうつ病と比較することで、こうした誤解が生じているのだと考えます。適応障害と同じく新型うつも、うつ病の一種と考えることが適切ではないのです。

さらにいえば、新型うつはあるストレス状況に直面したときに症状があらわれることから、うつ病などの気分障害（文字通り、気分が沈んだり、あるいは高揚する病気。大きく分けて、うつ病と双極性障害〈躁鬱病《そううつびょう》〉とがあります）よりも、ストレス性の障害である「適応障害の慢性化」と考えるほうが適当ではないかと考えます。

適応障害を発症しやすい人

さて、適応障害は精神的に弱い人がなると考える方もいらっしゃいますが、臨床《りんしょう》場面では必ずしもそうではありません。

これまで紹介した事例からもわかる通り、あるストレスに遭遇するまでは問題なく、むしろ適応的に活躍されていた方も少なくありません。適応障害は、どのようなストレスに対しても発病するわけではなく、**ある特定のストレスを引き金にとらわれが生じたときになるのです**。

つまり、「適応障害を発症しやすい人」は「とらわれやすい人」ということになります。

第1章で、とらわれやすい人には精神的要因に共通する部分があるという話をしました。ここでは、ストレスとの関連からとらわれやすい人の傾向を説明します。

＊内向しやすい人

内向は、もともとは真面目だったり完璧主義の方に見られた状態ですが、昨今《さっこん》では、それに加えてプライドが高い人（自分が一番できる）、自己評価が低い人（どうせ私にはできない）、悲観的に考えがちな人（自分が悪い、また失敗するかも）にも多く見られます。

これらの方々は、ストレスに敏感で、より深刻にとらえてしまうために内向しやすく、ストレスに対してとらわれてしまい、ストレス反応がより強く持続してしまう傾向があります。

＊サポートが受けにくい人

環境的にサポートを受けにくい方は、適応障害になりやすいです。たとえば、荷物はひとりより誰かと一緒に運んだほうが軽くなって楽になるのと同様に、同じストレスでも精神的あるいは業務的なサポートがあると、ストレス反応は弱まります。

しかし、手を差し伸べてくれる人が誰もいないと、ストレスを強く受けてしまうため、とらわれやすくなります。加えてサポートが受けられず、孤立している人は自身の思い込みを修正する機会が少なくなることも、とらわれやすくなる要因となります。

リモートワークが一般化して、人間関係が希薄な人（たとえば、サポートをしてくれるような友人がいなかったり、少なかったり）が増えている印象があります。

＊生活面が乱れている人

睡眠覚醒のリズムや食生活が乱れている人は、心身の余裕がないことからストレスの影響を受けやすくなります。つまり、それだけ適応障害になりやすい状態にあるといえます。また、ストレス解消につながるような趣味などを持たない人、ギャンブルやアルコールへの依存傾向が強い人も、ストレスの影響を受けやすいといえます。すでにほかのものにとらわれており、ストレスに対処する余裕がないためです。

ポイントは「ストレス状況の回避」

日常的なストレスからどのように適応障害になっていくのか。発症の経緯については、これまでの説明で理解していただけたでしょうか。これを心のバネのモデルで考えると、

ストレス体験→執着によりバネが1本になってしまう→とらわれてバネが弱ってし

まう——▶かえって大きなストレス反応になる

このような流れになります。

そして、これまでもお話ししたように、**適応障害の発症や慢性化の大きなポイントとなるのが「ストレス状況の回避」**です。

重ねていいますが、適応障害の原因はストレスですから、それを取り除くことができれば症状自体はおさまります。実際、転職してうまくいったという人は少なくありません。しかし、その一方で、環境を簡単には変えられないから困っているという人が多いのも事実です。

もしストレスからうつ病を発症したのであれば、すみやかにストレスから離れることが大事です。しかし、適応障害の場合はストレスから離れようとすると、悪化する可能性も高まります。

これは、適応障害の場合、ストレスによって2段階の反応が起こるためです。まず、仕事や上司などストレスに対する「恐怖反応」が起こり、そしてその結果として、恐怖から逃れるため「ストレス状況の回避」が起こるようになります。

そして、適応障害の中心的な症状はとらわれであり、回避行動がとらわれの現象を悪化させることは、繰り返し説明してきた通りです。

適応障害では、ストレスから離れようとすると症状は悪化し、それに伴って社会機能もどんどん落ちていってしまいます。

また、先ほどの「転職してよくなった」というケースも、実は落とし穴があります。それは弱くなった心のバネがそのままになっているという点です。

たとえば、「上司に叱られて怖い思いをした」という感情的記憶がこびりついていると、新しい上司が前の上司ほどではなくてもちょっと厳しいことをいうと、すぐにイメージが重なってしまいます。

前の項目でお話ししたように恐怖は汎化《はんか》するため、違う上司であっても似た出来事があると、前の上司のことを思い出して心のバネが伸びてしまい「やっぱりダメ。怖くて会社に行けない」ということになったりします。

このように適応障害の場合、その環境を避けるだけでは根本的な解決になりません。

つらいストレス体験に対処する準備

したがって、適応障害にならないため（あるいは克服するため）には、ストレス体験にとらわれないようにすること、つまり適応障害の原因となったストレスをできる限り回避せず向き合って乗り越え、心のバネを強くしていこうとすることが大切です。

たとえば、仕事に不安を感じたり、上司を怖いと思っても我慢して仕事や上司とのコミュニケーションを続けていれば、次の仕事はうまくいって上司に褒《ほ》められるということもあるでしょう。

そういう成功体験を繰り返すことで、仕事や上司に対する不安や恐怖は次第に薄れ、やがて気にならなくなります。**つらいストレス体験を成功体験によって上書きしていく**のです。そうしてストレス状況に対する不安や恐怖が克服されると、心のバネが強くなり、その後はストレス状況に対応できるようになります。

とはいえ、言うは易く行うは難し。他人はともかく、本人にとっては精神的ダメージを受けるほどの大きなストレスに対して、「向き合いましょう」「乗り越えましょう」といっても、なかなか難しいのが現状です。

不安や恐怖を抱いているような対象に向き合うには、それなりに準備が必要です。

「嫌なものは見たくない」というのは人間の心理。そこをどう変えていくか。

逃げたいほどのストレスに向き合って対処できるようになるには、つまり心のバネを強くして適応できるようになるには、どうすればいいのでしょうか。
次の章で詳しく説明します。

第5章　適応障害を防ぐ・治す

適応障害は「健康」と「病気」のグレーゾーン

心の病《やまい》も身体の病と同じで、**早期発見・早期治療が大事**です。適応障害も早期に適切な対処をしたり治療を受けたりすれば、たいていはすみやかに回復します。

しかし、実際には、かなり悪化した状態になってから病院やクリニックを受診するという方が多いのです。

適応障害の病状の進行過程を以下の3つに分けると、

① 不安や恐怖などストレス反応が出ていてつらいけれど、頑張って出勤している
② ときどき遅刻や欠勤するようになる
③ 頻繁《ひんぱん》に欠勤あるいは休職するようになる

当院の場合、適応障害の患者さんが受診されるタイミングは①に比べて②や③が多い状況です。

受診のタイミングが遅くなるのは、第3章でも説明したように、症状自体が正常な感情反応の延長のため、本人も受診すべきかの判断がつきにくいからだと思います。つまり、

イライラしたり憂うつな気分になったりするのは、ストレスが原因だと自分でもはっきりしているため、病気とは考えないのです。

ですから、①の早いタイミングで受診されるのは、たとえば、「部署を異動するまでは楽しく仕事をしていたのに、今の上司になってから急に声がかすれるようになった」とか「上司のことを考えただけで動悸《どうき》がして、会社に行こうとすると具合が悪くなる」などストレス反応がかなり強く出ている方たちです。「このままだと仕事ができなくなってしまう」という不安や焦《あせ》りから来院を決められるようです。

②のタイミングで受診されるのは、耐えきれずに会社を遅刻したり、休んだら気が楽になったことから、ときどき欠勤するようになった方たちです。「自分はどうしたのだろう」「このまま出社できなくなったら」という不安や葛藤《かっとう》が生まれて悩みが深くなったり、会社からも「どうしたのか」と心配されたりして受診されます。

多くは、いつの間にか欠勤が続くようになって仕事に支障が出るようになったり、困った会社から「心療内科に行ったほうがいい」と強くうながされて受診するというパターンです。つまり回避の結果として来院されるという方が多いのです。

そのため、来院されたときには、すでに会社と話し合いができていて、休職が既定路線になっているというケースも少なくありません。その中には「有給休暇を使いきり、仕方なく」という方もいらっしゃいます。

キャリアや処遇への不安が強い方はとくに受診のタイミングが遅くなる傾向があります。将来のことを考えると、つい「会社に知られたらおしまいだ」という悲観的な気持ちになってしまうようです。そうして人知れず悩んでいる方も少なくありません。

しかしこれまでも繰り返しお話ししたように、ストレス回避行動は結果的に症状を悪化させます。そのため、適応障害の治療では、患者さんができる限りストレス状況を回避することなくストレスに適応できるようサポートしていくのが基本です。

休職をめぐる医師の判断について

医師から休職をおすすめすることもありますが、それは、過重労働やパワハラ、セクハラのように明らかにストレス側の要因が大きいケース、精神不調により仕事の状況が悪くなり、そのことでさらに症状が悪化するといった悪循環が見られるものの、すぐには環境調整が困難なケースや、症状が著《いちじる》しいため薬物療法や環境調整をしても出社が安定しないようなケースなどに限られます。

しかし、そのようなやむを得ない場合であっても、休職すると出社に対する抵抗感がさらに強くなり、復職へのハードルが高くなることがわかっているため、細心の注意を払いながら判断をします。

それと同時に、できる限りストレスに対する適応力の低下を防ぐため、患者さんには「休職はあくまで猶予《ゆうよ》期間で、いずれはストレスに直面する必要がある」ということ、そしてそのために「休職している間にストレスへの対処法を体得する必要がある」ことを説明して、休職を含めたストレス反応を鎮静化するための治療を選択していきます。

実は、医師が休職の判断をためらうのには、もうひとつ理由があります。それは患者さんの責任や義務の回避などにより症状が強化される可能性を懸念してのことです。

たとえば、病院で診断書や傷病手当金支給申請書の書類を書いてもらい、それが保険者(協会けんぽや健保組合など)に認められれば、基本的に給料の約3分の2を受けとることができます。その制度は安心して療養するために大切なものです。

しかし、適応障害では、その利用について注意を要する方がいます。なんとか勤務を続けながら、職場のストレスというハードルを乗り越えるほうが、スムーズな回復が期待できる方です。傷病手当があるがゆえに回避に気持ちが傾き、あるいは会社にすすめられるままに休職してしまうと、結果、適応の段階を1段階落として、復職という高いハードルができてしまい回復が難しくなってしまうのです。

しかも、会社が求める復職のハードルは年を追うごとに高くなっています。休むことで適応が困難になっては本末転倒ですから、医師としては慎重にならざるをえないのです。一方、無理をしたために症状が悪化し、うつ病になってしまう人もいますから、そこは本当に判断の難しいところです。

このことからも、適応障害は、回避行動をとる前に予防あるいは早期発見・早期治療することが大切だといえます。

森田療法の「あるがまま」が示すもの

適応障害は、ストレスにとらわれることによって不安や抑うつなどが強くなり、適応できなくなる疾患《しっかん》です。**治療の目的は患者さんが、ストレスにとらわれることなく、「やりたいこと」「やるべきこと」ができるようになることです。**しかし、不安や抑うつそのものをなくしてしまおうというわけではありません。

なぜなら**「不安や抑うつの記憶はなかなか消せない」**からです。

「感情的体験」に対するネガティブな感情が記憶に刻《きざ》まれてしまうと、それは簡単に消せるものではなく、次に同じような状況になれば、また同様な気持ちがよみがえってつらくなってしまう。しかも、ネガティブな感情は汎化《はんか》などで広がるため、ストレスに対するネガティブなイメージが膨《ふく》らみ、ますますつらくなります。

このような心の動きは、もともとは一種の防衛反応であり、それ自体をなくすことはなかなか難しく、完全になくそうとすると、とらわれによりかえって症状が強くなります。しかし、つらい反応があったとしても回避せずに「やりたいこと」「やるべきこと」ができていることのほうが大切ではないでしょうか。

森田療法では、このように不安や恐怖という気分や感情はそのままにして、今自分がやりたいこと、やるべきことを実行していく目的本位の姿勢を「**あるがまま**」という言葉で示しています。

とらわれから「解放される」道のり

適応障害として治療が必要になるのは、ストレスによる不安や抑うつなどにとらわれて、やりたいことやるべきことができず、日常生活や仕事に大きな影響が出たり、それによって本人が困っている場合です。

したがって、適応障害の治療では、「嫌だな」「つらいな」と思いながらも、目的に向かって行動できるようになることを目指します。つまり、「不安や抑うつを受容しながら目的を達成することができた」というポジティブな体験によって、過去の失敗体験などの感情的記憶を塗り替えていくわけです。

過去の失敗体験というのは完全に忘れ去ることはできないし、思い出せば嫌な気持ちにもなります。また、ネガティビティバイアスという人間の認知の傾向によって、うまくいったことより失敗したことのほうが強く印象に残るため、ちょっとくらい成功体験をしたからといって、失敗の記憶は消し去れません。それは濃い暗い色を薄い明るい色のペンキで塗り重ねるようなものです。

しかし、それでも「不安や抑うつはあるけれど、やるべきことをやれた。やりたいことができた」という体験を何度も繰り返しているうちに、「自分はこれでやっていけるんだ」と自信がついてきます。すると、さらに目的に対して意識が集中しやすくなり、目的に夢中となって、不安や抑うつがあまり気にならなくなってきます。

それは、不安や抑うつから、そして「とらわれ」の状態からも解放されつつあるということです。

「嫌なものは嫌だけど、それでもやれる」

そのような状態になれば、それは現実的に適応障害を克服したといえるでしょう。

治療法は予防策としても有効

第3章でもお話ししたように、適応障害は診断基準の曖昧《あいまい》さから積極的に研究がなされなかったため、今のところ確立された治療法はありません。

たとえば、うつ病であれば「休息をとって、抗うつ薬を使って、さらに認知行動療法で否定的な認知に対処していきましょう」、パニック障害であれば「ＳＳＲＩ（選択的セロトニン再取り込み阻害薬）を使いながら、少しずつ恐怖の対象に慣らしていく段階的曝露《ばくろ》療法をやっていきましょう」というように、それぞれこれまでの研究結果（エビデンス）にもとづいた標準的治療があります。

ですが、適応障害の場合はそのようにクリアにはいきません。繰り返しになりますが、適応障害は病態が多様なために均一の母集団をつくることができず、きちんとしたデータにもとづくエビデンスを得ることができなかったからです。

私は、適応障害の治療において重要なのは、**中心的症状である「とらわれ」から自由になること**だと考えています。これはそのまま、とらわれないように生活すること、つまり適応障害を予防する方法にもなります。

つまり、治療法と予防策は基本的に同じです。ただし、おこなう順番など異なる部分もあります。

そこで、まず心のバネを強くするなど、とらわれないようにする方法すなわち適応障害の予防策について説明をし、そのあとで治療における留意点などについてお話しします。

適応障害の予防法——とらわれを防ぐ方法

適応障害の予防ためには、心のバネが伸びすぎないようにすることが必要であり、心のバネを強化して執着せずとらわれないようにすることが大切です。

心のバネを強化するために必要なことは、
① バネのコンディションを整えること
② それぞれのコイルバネを強化すること
③ コイルバネをより多く持つこと
この3つです。

これらを可能にするための方法をこれからひとつずつ紹介していきます。コンディショ

図17　適応障害の予防と治療

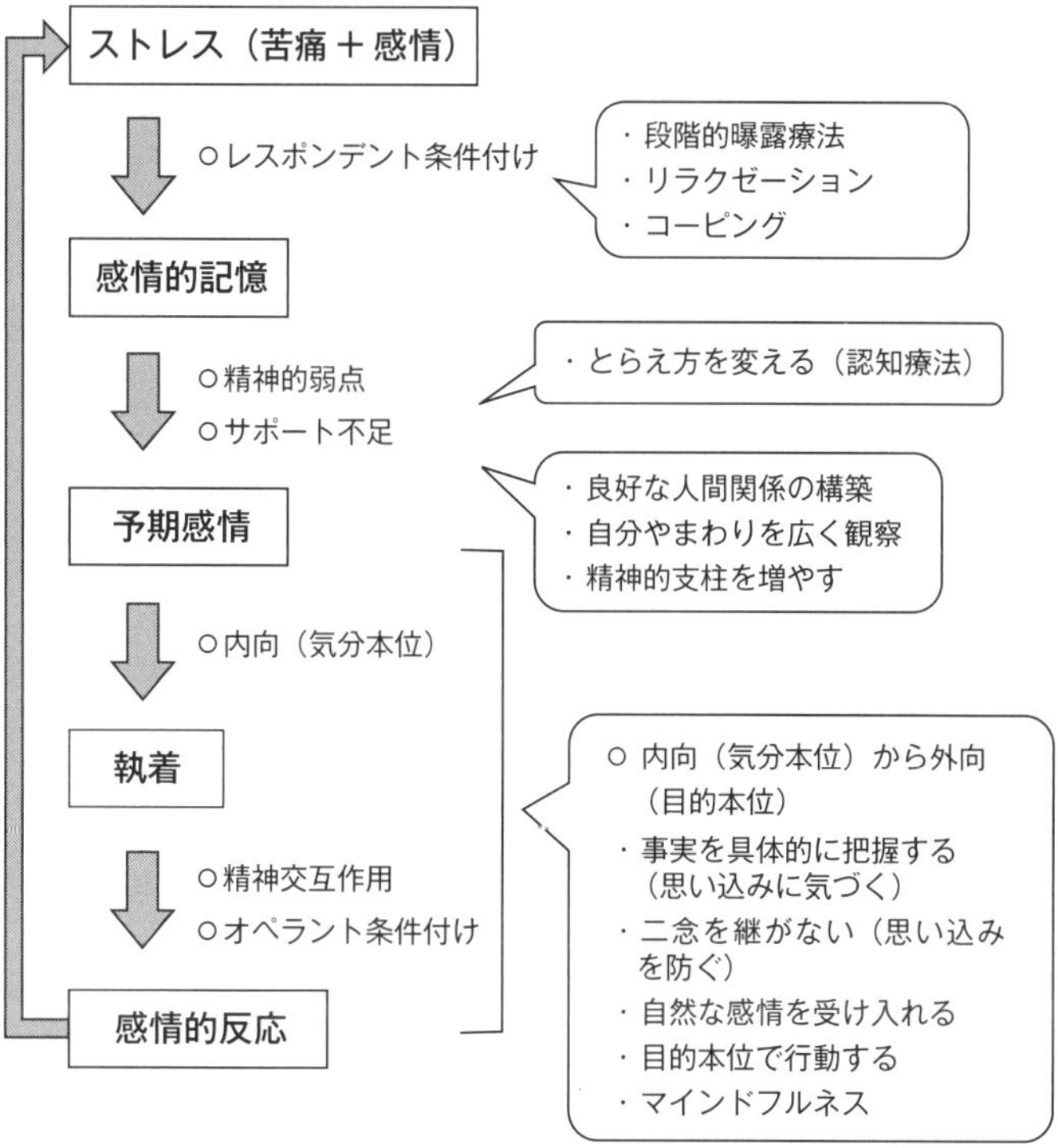

適応障害の予防・治療は「とらわれの悪循環」のいずれかの段階に介入して悪循環を止めることです。

ンを整えることは必須ですが、その他については全部をやろうとしなくて大丈夫です。できそうなことをひとつやるだけでも、自分自身を含めた今の状況を変えることにつながります。そうして何かひとつできれば、それが自信になって、また次に進みたくなるでしょう（図17）。

そのようにして焦らず少しずつ心のバネを強くして適応力を高めていくことで、適応障害を未然に防いだり、もし発症しても改善しやすくなったりします。

たとえば、仕事や職場にストレスを感じていて出勤日の朝になると「ひどく気が重くなる」など出社への抵抗感があらわれたら、会社をお休みしてしまう前に、ぜひ試してみてください。とにかく実行することです。いくら本で泳ぎの勉強をしても、水に入らなければ泳げるようにはならないからです。

(1) バネのコンディションを整える——日常生活の注意点

適応障害の原因であるストレスは、生活習慣にも影響を及ぼします。「ストレス太り」という言葉もあるように、しばしば食べすぎたり、アルコール量が増えたり、タバコの本数が増えたり、身体を動かすのがおっくうになったり、また睡眠が妨げられるようになったりします。しかし、そうして、甘いものやジャンクフードを食べすぎて栄養が偏《かたよ》ったり、睡眠が乱れて疲労が蓄積すると、心身を十分に回復させることができず、ストレス耐性が弱くなります。

このように、ストレスによって規則的な生活が困難になれば、これがさらにストレスを助長させることになり、悪循環となります。ですから、日常生活の悪い習慣を是正《ぜせい》し、食事や睡眠時間など規則正しい生活を送ることは、適応障害の治療においても重要です。

食事はバランスの良いものを適量、ゆっくりと時間をかけてよく味わうようにしましょう。サケ、イワシ、サバなどに含まれるエイコサペンタエン酸（ＥＰＡ）、ドコサヘキサエン酸（ＤＨＡ）などのオメガ３系多価不飽和脂肪酸は、うつ病や不安症への効果が期待されています（松岡豊「臨床精神薬理」２０１９年11月）。

睡眠は時間もさることながら質が大切です。質の良い睡眠をとるにはリズムを整えることです。そのためには、起床・就寝の時間を決め、とくに起きる時間を一定にすることが重要です。起きたらすぐにカーテンを開けて太陽の光を浴びましょう。朝、日光を浴びることで体内時計がリセットされます。昼間、適度な運動をして身体を疲労させることや、就寝の１～２時間ほど前に、40～42・５度のややぬるめのお風呂に入って体温を上げ、手足の血流をよくすることも、良質な睡眠につながります（Haghayegh ら Sleep Medicine Reviews 2019）。

適度な運動は、身体機能の改善やメタボリックシンドロームの予防に役立ちますが、不安や抑うつを改善することも知られています。ウォーキングやジョギングなどの有酸素運動の効果を支持する報告が多いのですが、ウエイトトレーニングなどの無酸素運動の効果を示す報告もあります（Peluso ら CLINICS 2005）。継続的におこなうことが大切なので、自分に合った手軽に続けられるものがいいと思います。

さらに、習い事や趣味など自分自身がリラックスできる、自分のための時間を持つことも必要です。ヨガ、散歩、歌をうたうなどもストレス発散に役立ちます。

ただし、気分転換のためであっても、アルコールやパチンコや競馬などのギャンブルは控えてください。

アルコールの常用はストレスが強い方でよく見られます。一時的にでもストレスから解放されたいと思って仕事が終わると飲みたくなるのです。アルコールはすぐに不安や緊張を和《やわ》らげ、睡眠をもたらしますが、その効果は持続せず徐々に必要な量が増えていきます。そのうえ効果が切れると不安、抑うつや、不眠、動悸、ふるえなどの不快な自律神経症状があらわれます。

夜間に飲酒することが多いことから、アルコールが切れる深夜に目が覚めたり、起床時に不快感が強くあらわれます。そうした不快感から逃れるために飲酒の欲求がさらに高まり依存するようになってしまいます。適応障害からアルコール依存に陥《おちい》ることも多いことからとくに注意が必要です。なお、タバコやカフェインも増える傾向があるので気をつけてください。

また、ストレスで生じるネガティブな感情（イライラや落ち込みなど）を簡単に解消しようとギャンブルにはまる人もいます。しかしギャンブルのあとには敗北感や罪悪感が待ちかまえており、かえってストレスが増えてしまいます。そのストレスを解消するためにさらにギャンブルにはまってしまってギャンブル依存となり、借金問題などますます深刻な不適応状態に陥ってしまいます。

規則正しく、なおかつメリハリのある生活は、心身を整え、日々の生活を快適に過ごすことにつながります。ストレスにさらされても、生活環境がこうした良い状況にあれば、ストレスの影響を和らげることができます。

規則正しい生活を心がけることは、心身の健康を維持するうえでとても重要です。

（2）バネを強化する——レジリエンスを高める

第2章でもお話ししたように、心のバネはストレスを乗り越えることで強くなります。そして、そのことが適応障害の治療で一番大事な点です。

ただし、いきなり重すぎるストレスをかけるのはよくありません。筋トレと同じで、少しずつ負荷を上げていかないと、ケガをする、つまりとらわれることになります。ストレスを調整し、今あるバネの力に合わせて段階的に体験していくなど適度なストレス体験を重ねることが大切です。たとえば、上司に重い案件を頼まれたとき、常に請われるまま引き受けているとストレスが過重になってしまいます。しかし、そうかといって、自分が楽にできることしかやらないというのでは、いつまで経ってもスキルアップできませんし、上司との関係もギクシャクしてしまいます。

「みんなのサポートがあればできそうです」というように、自分の成長のために「ちょっと大変かな」というぐらいの負荷《ふか》を自分に課し、ストレスを体験することで仕事の能力もストレス耐性も鍛えることができます。それでは、どのようにすればストレス体験を重ねることができるかを説明していきます。

1―ストレス体験ができる準備――感情調整法を身につける

成長のためには、普段より大きな不安や緊張などのストレス反応を伴う体験が必要となります。ですから、ストレスに向き合い適応できるようになるには、心を鎮静化させ、体験の際に生じるストレス反応をなるべく小さくする準備が必要です。

そうして、ストレスがかかったときに、心のバネが伸びる余裕をつくっておくのです。そのためには、日頃からストレスを和らげるマインドフルネスやリラクゼーションなどで感情を調整することも大切です。

感情調整法はいろいろありますが、その中でも適応障害の予防や治療に有効なものを紹介します。

＊マインドフルネス

仕事のパフォーマンス向上やストレス低減の効果から、近年「マインドフルネス」が世界的に注目されています。感情調整法とするのに異論はあるかもしれませんが、「瞑想《めいそう》」と「**物事にとらわれない姿勢**」により感情を調整できるという意味で本書ではここで説明することにしました。

マインドフルネスは、グーグルやフェイスブックなどアメリカの先進的な企業が社員研修の一環として導入したことから知名度が高まりました。

マインドフルネスにはいくつかやり方がありますが、主に瞑想が利用されます（204ページと207ページで解説します）。マインドフルネスは「今、この瞬間に注意が行き渡り、事実をありのままに受け止めて、気づきを得ること」つまり、意識が現在にあり、執着せずまんべんなく注意を向け、事実を見て、思い込みがなく、素直な気持ちを受け入れる心のありようだと考えます。人間には難しく聞こえますが、動物が当たり前にやっていることではないかと思います。動物を見ていると癒《いや》されるのはこのためもあるでしょう。

マインドフルネスを意識して生活することは、まさにとらわれを防ぐことでもあり、適応障害の治療においても意味が大きいと考えます。

具体的には、マインドフルネスにおける瞑想法には、変性意識状態（通常とは異なった意識状態、簡単にいえば催眠状態）が誘導されることによるリラックス効果があり、とらわれによって増幅された感情を鎮静化する効果があります。

さらに、ストレスが大きく「とらわれの悪循環」がはじまりかけている方に対しては、目の前の目的に集中したり、反対に、注意を精神の内外に広く向けて今ある事実をありのままに観察して生活することで執着からの解放をうながし、とらわれに陥ることを防ぎます。

当院では、散歩をする際にはいつもコースを変えてゆっくり歩くようにすすめています。そのことにより自然に意識が外に向き、まわりを観察することができます。考えごとをしながらの散歩ではどこを歩いても同じで、ただの足の運動にしかなりません。

＊コーピング

適応障害の予防や治療では、ストレスに向き合いどう対処するかを考えていくことが大切です。したがって、ストレスの対処法を実行することでストレス反応を和らげようとする「コーピング」も、適応障害の予防・治療に非常に有効です。

コーピングにはストレス（因子）を解消するためにおこなう問題焦点型コーピングとストレス反応を軽減するための情動焦点型コーピングがあります。サポートを求めたり、相談したりなどの問題焦点型コーピングは本書の他のところでもふれているので、ここでは感情調整法としての情動焦点型コーピング（以下、コーピング）について説明したいと思います。

コーピングは、気分を楽にして、ネガティブ思考との悪循環を断つようにしたり、普段からおこなうことで心の余裕をつくろうとするものです。具体的には、気晴らし、気分転換、リラクゼーションなど心が軽くなるような対処法をリストアップして携帯のメモなどに入れておきます。できるだけ多く、簡単なものがいいでしょう。そして、ストレスに遭遇したら、リストを見てそれに合った対処法を選んで実践します。

たとえば、精神的な落ち込みやつらさを感じている場合は、自分の好きな映画をみたり友人と楽しく会話をするなど、気分を上げる気分転換が有効ですし、頭痛や肩こりなどストレスが体調に出ている場合は、アロマテラピーやゆったりした音楽を聴《き》く、少し余裕があればヨガやストレッチなどをして心身の緊張を和らげリラックスさせるという具合です。「空を見る」「外の空気を吸う」など簡単な気晴らしでもよく、難しく考えることはありません。私は、月曜日の雨の朝は、シャワーを浴びながらＡＳＫＡさんの「はじまりはいつも雨」を歌っています。

＊腹式呼吸

また、先ほどお話しした瞑想を含めて、最近は呼吸を取り入れた健康法が増えています。瞑想より簡単な方法として「腹式呼吸」をときどき意識してみるといいと思います。

普段、私たちが無意識におこなっている呼吸には、胸郭《きょうかく》を広げたり狭めたりする「胸式呼吸」と、お腹を出したり引っ込めたりすることで横隔膜《おうかくまく》を上下させる腹式呼吸とがあります。このうち腹式呼吸のほうが、脳波がリラックスしたα波の状態になり、精神を安定させたり自律神経を調節したりとさまざまな健康効果があるといわれています。

ポイントは、息を吐くことから先におこなうこと。「ゆっくり大きく吐きながらお腹をへこませて息を吐ききり、次に吸うのはお腹の力を抜くことによって自然に空気が入ってくるのに任せる」という要領で意識して呼吸をすることで、緊張している状態をリラックス状態に切り替えることができます。

思いついたときに数分でもいいのでやってみてください。とくに、就寝前に布団に入ってから腹式呼吸を数回すると、自律神経が活動モードの交感神経からリラックスモードの副交感神経に切り替わり、スムーズに睡眠につける効果が期待できます。

＊筋弛緩法

リラクゼーション法は「行動療法のアスピリン」と呼ばれるほど行動療法の中でよく用いられます。その中でも約１００年前に米国の精神科医エドモンド・ジェイコブソンによって開発された筋弛緩法《きんしかんほう》は**「身体のどこかにぎゅっと力を入れて一気に抜くだけ」**という簡単でしかも効果の高いリラクゼーション法です。現在も認知行動療法の一環としてもおこなわれています。

人は不安や恐怖、緊張などのストレスを抱えているとき、無意識のうちに身体に力が入っています。つまり筋肉が緊張状態になっています。筋弛緩法は、緊張状態にある筋肉を緩《ゆる》めることで、心をリラックス状態に誘導するものです。「心身相関」といいますが、身体の緊張がほぐれることで、自然と心もリラックスします。結果、イライラや不安感などが解消され、心が穏《おだ》やかになります。

▼筋弛緩法のやり方

筋肉の力を抜くには、まずはぎゅっとしっかり力を入れる必要があります。肩や手など身体の特定のパーツの筋肉に5～10秒間ぎゅっと力を入れて意識的に緊張させたあと、一気に力を抜いて20～30秒間緩め、緩んだ感じを意識します。これを繰り返していきます。たとえば、肩が凝ったときに、両肩にぐっと力を入れたり、両腕を開いて伸びをするというセルフケアをする方も多いと思います。まさにその方法です。

認知行動療法では頭から足まで主なパーツの筋肉をひとつずつ、全身におこなっていきますが、どこかやりやすいところをやるだけでも効果があります。私は肩と背中がリラックス効果が高く、おすすめです。

ここでは主なパーツのやり方を紹介します。

［顔］口と目をぎゅっと閉じ、全体を顔の中心に集めるように力を入れる――↓ポカンと口

を開けて脱力
［手］左右の握りこぶしをぎゅっとかたく握る――→手をゆっくり開いて、脱力
［腕］力こぶをつくる要領で腕を曲げ、脇をしめて二の腕にぎゅっと力を入れる――→脱力
［肩］両肩をぐっと上げ、耳まで近づけるように力を入れる――→脱力
［背中］両腕の肘関節をだいたい直角に曲げた状態で胸を開くように外に広げ、左右の肩《けん》甲骨《こうこつ》を引きつける――→脱力

＊ヨガ、ストレッチなど自分なりのリラクゼーション法を持つ

コーピングの項目でお話ししたように、心を落ち着かせるには、ヨガやストレッチなど一般的によくおこなわれるリラクゼーション法でも十分効果を得られます。

散歩やジョギング、読書、趣味などで「気分転換」をはかったり、ゆっくりお風呂に入ったり十分な睡眠をとるなどセルフケアを心がけることも有効ですし、短時間の昼寝を日課にするのもおすすめです。米国の社会心理学者であるジェームズ・マースによりパワーナップ（Power Nap）と名付けられた昼食後の20分程度の仮眠は、頭をリフレッシュさせ午後の仕事の効率をあげます。

このように、自分なりのリラクゼーションや気分転換をおこなうことでも、ストレスで

伸びていたバネを元に戻すことができます。

診療の場面でも、「普段の生活にアロマを取り入れてみましょう」とか「腹式呼吸を練習してみましょう」というように具体的なリラクゼーション法を示して患者さんに実践してもらいます。すると、多くの患者さんの気持ちが次第に落ち着いて、心が穏やかになっていきます。

そうして伸びていた心のバネが戻ってきたところを見計らって、「それではもともとのストレスに対して向き合っていきましょう」と治療を次の段階にすすめていきます。

2―良好な人間関係を築く――コミュニケーション能力を高める

人間関係の悩みを抱えていたり苦手という人は、コミュニケーションスキルを身につけ、仲間意識や自己肯定感を醸成《じょうせい》する必要があります。そのことによって、良好な人間関係が築かれ、困難に立ち向かうことが可能になるからです。

＊アサーション

「人生のあらゆる問題は、対人関係の問題である」

これは日本でもブームになったアドラー心理学の基本的概念のひとつです。確かに、臨《りん》床《しょう》の場面においても、人間関係の悩みがストレスとなって適応障害などの精神疾患を発症するケースをよく見ます。

人間関係がうまくいかない原因の多くはコミュニケーション不足であり、充実した人間関係、つまり仲間意識を築くにはコミュニケーション能力を身につけることが大切です。とくにビジネスにおいてコミュニケーションはとても重要です。上司や先輩、同僚、部下との仲間意識があればこそ困難な仕事に向かっていけるからです。一方、クライアントとの関係においても良好な関係は必要ですし、苦手な相手でもそれなりにうまく付き合っていく必要があります。

こうしたコミュニケーション能力が求められる場で、力を発揮するコミュニケーションスキルに「アサーション」があります。

アサーションは直訳すると「自己主張」の意味ですが、ここでは、一方的なコミュニケーションではなく、世界人権宣言にもある「すべて人は、意見及び表現の自由に対する権利を有する」という自他尊重の立場にもとづいた適切な自己表現のことを指します。つまり、自分も相手も同じように尊重することによって対等な関係を築く（より良い人間関係を構築する）ためのコミュニケーションのことです。

スムーズなコミュニケーションのポイントは「伝える力」と「聞く力」をいかにバランスよく配分するかが大切です。一方的に伝える力に偏ると主張の強すぎる人になってしまいますし、そうかといって、聞き手にばかり回っていると伝えるべきことを伝えられず自分の目的が達成できません。

アサーションは、相手の話に耳を傾けその考えを尊重しながら、相手と対等に自分の気持ちや考え、信念などを自己主張していくコミュニケーション法です。自分と相手の双方を大切にするという「公平さ」に焦点を合わせたコミュニケーションといえるでしょう。公平なコミュニケーションは相互理解につながり、職場では仲間意識を醸成します。

職場の人間関係が原因で適応障害を発症している人には、「いいたいことがいえない」「断ったり、頼んだりできない」という方が少なくありません。そのようなタイプにはアサーショントレーニングはとくに有効です。

アサーションスキルを身につけるためのトレーニング法はいろいろありますが、一般的によく使われるのは「DESC法」「I（アイ）メッセージ」「非言語的アサーション」の3つです。それぞれ簡単に紹介します。

▼DESC法

Bower & Bower（1976）が考案したDESC法は、自己主張を４つのステップに分けて考えるという手法で、相手に納得してもらいつつ自分の意見を主張することができます。DESCは以下の４つの英単語の頭文字をとった言葉です。理解しやすいよう具体例も一緒に示します。

［ステップ１　D（Describe）：描写する）］客観的事実を具体的に伝える

何が問題なのか、どのような状況なのかを、主観を交えずに描写して伝えます。たとえば「仕事が多すぎて残業も増えています」

［ステップ２　E（Express）：表現する］自分の意見や気持ちを伝える

ステップ１の内容に関して自分がどのように感じているかを、素直に言葉にして伝えます。ここでは主観で表現して構いませんが、相手も尊重し言いすぎには注意してください。たとえば「私は疲れがたまっていますし、常に焦りを感じています」

［ステップ３　S（Specify）：提案する］相手に求めている解決策を提案する

相手にどのようにしてほしいのか、具体的な解決法や妥協案を提案します。たとえば「仕事の割り振りを調整して、仕事量を減らしてください」

［ステップ４　C（Consequences）：結果］提案の実行・不実行に対応する

提案したことを、「相手が受け入れた場合」と「受け入れなかった場合」とをそれぞれ想定して、自分がとるべき行動を決定します。

提案が受け入れられれば、「ありがとうございます。私も時間内に仕事を終わらせるようにやりくりします」。提案が受け入れられなければ、「今の仕事の期限を延ばしてください」「これ以上は仕事を増やさないでください」など代替案《だいたいあん》を提示します。

▼I（アイ）メッセージ

自分の意見や気持ちを表現するときに、主語を「私」にして伝える方法です。たとえば主語を「あなた」にして、「あなたのやり方は間違っている」と伝えると、相手を責めたり自分の考えを押し付けたりしているような一方的な印象になります。そんなときは、主語を「私」にして、「私はそのやり方は間違っていると思う」「私は違うやり方がいいと思う」「私は違うやり方がいいと思っていました」というふうに言い換えれば、相手を尊重しつつ自分のいいたいことを適切に表現できます。

相手が上司の場合など、立場の違いによって主張の強さを変えることもできます。

また、あくまでも自分の意見という立場なので、相手からも否定されにくいという利点もあります。もし、相手を尊重したコミュニケーションをしているにもかかわらず、相手が一方的であれば、その人は対等な関係を望んでいないとわかります。

▼非言語的アサーション

わかりやすくいえばボディランゲージなどです。コミュニケーションには、会話の内容といった言語的なものだけでなく、表情や視線、声のトーン、身振り手振り、姿勢、服装などの非言語的なものがあります。

実は、対面でのコミュニケーションでは、言語的コミュニケーションよりも非言語的コミュニケーションのほうがより影響が大きく、それを利用して相手に与える自分の印象をコントロールできます（マイルズ・L・パターソン『ことばにできない想いを伝える』）。

より良い印象を与えるために、非言語的コミュニケーションを意識して、相手の口元に視線を置き、「あのー」「えーと」などの間を埋める言葉を使わず話すようにしてください。そして時々、自分の姿がどのように見えているかを鏡やビデオなどで確認し、練習すると良いと思います。

こうしたアサーションスキルを身につけるために、実際のコミュニケーションの中で、繰り返し実践してください。自分の主張が認められたり、肯定的な評価が得られたときは、感謝を示して相手も尊重することを忘れないでください。そうして良好な関係が築けているのを実感していくことが大切です。

＊実体験で「自己肯定感」を高める

自己肯定感とは「今ある自分を肯定的に受け入れる感情」（現代社会用語集）をはじめとしてさまざまな定義がありますが、私は**「自己のありのままを肯定できる感情」**と考えています。それは自分から見た自分、他人から見た自分、双方のイメージを受け入れられる気持ちです。それがあれば、自分にとって良いときはもちろん悪いときでも、バカボンのパパみたいに「これでいいのだ」といえるのです。

こういう気持ちを持っている人は、人間関係で翻弄《ほんろう》されません。むしろ、公平な自己主張もできるため、自然と対等な人間関係が築けています。そうしたお互いを尊重した関係の中にいるので、さらに自己肯定感が高まっていきます。

しかし、「自己主張ができず人間関係が苦手」という人には、こうした自己肯定感が持てない人が少なくありません。たとえば、「自分だけいつも上司にダメ出しされる」「どうせ自分のいうことなんて聞いてもらえない」などと否定的にまわりから見られていると感じる人は、常に他人の評価に敏感になっています。

しかし、これほど気になるまわりの評価というのも本当は当てになるものではありません。他人の評価といっても相手の主観によるもので正しいとは限りません。仮に相手から良い評価を得たとしても、本心からかどうかはわかりません。また誰からも良い評価を得ようとするのも無理があるでしょう。結局、他人の評価といっても実際は曖昧なもので、自身の思い込みによるものがほとんどです。

周囲の評価を気にしすぎてしまうと、自分の思うようにできていないところばかりが目についてしまいます。「自分へのダメだし」が活発となり、自己肯定感が低下して、否定的な思い込みが生まれ、さらに他人の目が気になってしまいます。その結果、自己主張ができず引っ込み思案になり、充実した人間関係が築けなくなります。

つまり、対人関係の問題の大きな原因として「自己肯定感の低さ」があるのです。

したがって、人間関係が苦手という人は、コミュニケーションスキルを身につけることで、自己肯定感を高めることが大切です。

それでは、自己肯定感はどうすれば身につけられるのでしょうか。

たとえば、誰かと交渉をするようなときには、ある程度自信が必要です。そのようなときに「相手になめられないようにしよう」と考える人がいますが、そのように思っているとかえってうまくいきません。このような人は、たいてい、不自然に空威張《からいば》りで人間関係でも損をしています。

自信というのは降って湧いてくるものではなく、体験することで得られるものです。たとえば、自分が良いと思っておこなった言動の結果が自分にとってプラスになって満足感を得られたり、まわりにとってプラスになることで「あれ、良かったよ」「助かったよ」と褒められたりするなど、ポジティブな反応が起こったときに自信がつき、そこから自己肯定感は生まれます。要するに思い込みではなく実体験によって得られるものです。

一方、「自分はダメな人間だ」という自己価値の低下は、自分の心の中で育《はぐく》まれます。つまり、自己肯定感は自分の中に内向して引きこもっていてはできませんが、自己肯定感の低下は引きこもることでも起きていきます。

人間関係で失敗すると人に会うことを避け、自分の中に引きこもりやすくなりますが、それでは自己肯定感の低下をどんどん加速させることになってしまいます。

その負のスパイラルを断ちきるためにも、失敗した自分を許し、対人関係から逃げずに、自分が良いと思ったことを主張する実体験を繰り返すことです。そこでアサーションが役立ちます。

アサーションを利用した実体験を積むことで、アサーションスキルが磨《みが》かれ、思い込みが解消され、それとともに自己肯定感も高まっていきます。

「アサーションスキル」に「実体験」が伴ってコミュニケーション能力が高まることで、人間関係もスムーズになります。

人間関係が良くなれば、仕事もやりやすくなるでしょう。

コラム

人間関係でトラブルになりやすい人のタイプ

「感情が不安定でトラブルが絶えない」

「まわりを気にしすぎて引っ込み思案」

「自己中心的で、傷つきやすくキレやすい」

このような対人関係で問題を抱えやすいという人には、いくつかタイプがあります。DSM－5をもとに解説していきます。

「境界性パーソナリティ（障害）」タイプ……物事のとらえ方が極端で、対人関係、自己像、感情が不安定であるのが特徴です。周囲に依存しやすい面があり、周囲の人たちが自分のことを気にかけていないように思えると、「見捨てられた」と感じて強烈に反応し、強い抑うつや怒りにとらわれることがあり、手首自傷、過量服薬、衝動行為などで周囲をまきこみ、健全な人間関係を構築するのが難しいことがあります。

「回避性パーソナリティ（障害）」タイプ……劣等感が強く、それゆえ人の評価が気になるという面があります。他者から拒絶されることを極端に恐れるため、人との関わりにおいて常に不安や緊張がつきまといます。臆病であり完全に好かれていると確信できなければ関係をつくれないため、人間関係を避けて生活している方が多いです。

「自己愛性パーソナリティ（障害）」タイプ……自尊心が強く自惚《うぬぼ》れており、相手の気持ちをわかろうとせず、不当に利用しようとする。一方で他人からの批判的な言動には敏感で、それが引き金となって激怒したり、反対にひどく落ち込むこともあります。

この3つのタイプが職場の人間関係で大きな問題になりやすい代表的なものといえます。たとえばパワハラ上司には、自己愛的な人格傾向の問題がある場合があります。

人にはみなそれぞれ特有の自分のパーソナリティ（人格）を持っていますが、そのパーソナリティが、その人の属する文化的基準を超えて極端だったり、柔軟性に欠けていたりするために、言動が社会生活に適応的でなく、自分自身や周囲が悩んだり苦しんだりしている場合は「パーソナリティ障害」の可能性があります。

3―精神的弱点を緩和する――とらえ方を変える

適応障害になりやすい人は、ストレスに対して敏感で、通常よりも重く受け止めてしまうといった主観的になりやすい性格傾向があります。ストレスに向き合い対処できるようになるには、そうした認知のゆがみを修正する方法を身につけ、心身を消耗させる思い込みが持続しないよう対策することが必要です。

ストレス体験によって生まれる予期感情は、その人の状況や性格に応じて内容に特別な意味付けがなされて、「思い込み」が生まれることによって主観性が高まっていきます。

たとえば、「また失敗しそうな気がする」という予期感情が生じたときに、完璧主義の人は「絶対に失敗してはいけない」と何か問題はないかと細かいところにこだわって本題を見失い、理想主義の人は「堂々と自信を持ってやるべき」と高い理想を掲げてかえって理想にかなわない自分にダメ出しをし、悲観的な人は「もうダメだ。自分のせいだ」と落ち込み、プライドの高い人は自尊心の傷つきを怖れて怒ったり、引きこもったりし、自信のない人は「やっぱりダメだ」と逃避しようとするなど、状況を悪化させてしまいます。

また、思考の仕方についても完璧主義や理想主義の人は、恐怖体験や喪失体験に対して、どうにもならないことでも何とかしようとして無駄なエネルギーを使ったり、悲観的思考の持ち主の方は、ストレスを大きくとらえて反芻《はんすう》することで、心身が疲労し消耗した状態が続きやすくもなります。

一方、ストレス状況下でポジティブすぎる思考も現実的ではないでしょう。

このように、ネガティブでもポジティブでも考えが極端になると、ストレスに対する受け止め方が偏って（認知のゆがみ）、弊害があらわれます。

第1章の最後に述べましたが、中庸《ちゅうよう》が大切になります。思考が極端に走りやすい人は、そういう性格傾向であることをふまえて、思考のバランスを保つよう心がけることが必要です。こうした極端な認知を修正するには次の方法が有効です。

＊部分否定的な思考にとらえ方を変える

そもそも、現実の世界には「完璧」「完全」「絶対」などの100％は存在しません。ですから、考え方を部分否定的にとらえ直して現実的にしていく必要があります。

たとえば、悲観的な考えにとらわれて「絶対に失敗する」「全部自分のせいだ」などと状況を全否定的にとらえてしまうことがあります。そのようなときは「かならずしも（失敗する）とは限らない」「すべてが（自分のせい）というわけではない」などと言い換え、極端な考えにならないようにして、現実的な考えに近づけます。

＊否定的な思考と肯定的な思考のバランスをとる

将来に対して、最悪のシナリオばかり想像してしまい、不安や抑うつになる方がいますが、最悪があれば最良のシナリオもあるはずです。

天秤《てんびん》で釣り合わせるように、最悪のシナリオと同程度の最良のシナリオも考えるようにします。そうすれば、そのふたつのシナリオの間のどこかに現実的なシナリオを見つけられるようになります。

また、過去や現在に対する否定的思考についても同様な方法で対応することができます。

頭の中だけで考えると、ネガティビティバイアスにより今ある否定的感情に影響され、ネガティブな面ばかりに目が向きやすいので、良いシナリオと悪いシナリオを、現在の状況にもとづいてそれぞれ具体的に書いてみることもおすすめします。

＊客観的な意見を求める

とらわれの過程が進み主観的にならないためにも、日頃より信頼できる家族や友人に相談するのは客観的視点を見つけるうえでもっとも有効な方法です。

すぐに誰かに相談することができないときは、「もし同じような状況にある友人から相談されたら、自分ならばどのようにアドバイスをするか」と考えると、客観的な視点を見つけやすくなります。

＊客観的な考えにもとづいて行動する

前述の方法で得られた客観的な考えも、そのままでは身につきません。行動して「それが自分にとって正しい」と実感することによって身につくのです。つまり、正しい考えから正しい行動が生まれ、それによって正しい考えが定着していくのです。

だから、反対に診療場面で私は「根拠のないこと、確率が低いこと、ましてや間違った考えにもとづいて行動しないでください」とお話ししています。現実的でない考えでも行動に移すことで現実感が増して定着してしまうからです。信念は行動、すなわち実体験から生まれるのです。

4——とらわれの悪循環を防ぐ——現実本位に考え、目的本位に行動する

とらわれの悪循環が起きると、「思い込み」の連鎖によって主観性が高まっていきます。これを防ぐには、まずは事実を具体的に観察し、「イメージと実際が違う」ことに気づくことです。

さらに予期感情から生じる思い込みの連鎖《れんさ》を止めることや、つらい気持ちをまぎらわす不適切な一時しのぎの行動をやめることも必要です。そしてもっとも大切なのは、本来の目的に意識が集中できるようになることです。

＊事実を見る

感情的記憶ができたときの体験を曖昧なままにしていると、イメージが膨らむ余地ができてしまい、ストレスとなる範囲が広がるため、感度が増してストレス反応が起きやすくなります。

たとえば、上司に特定の仕事のやり方について叱責《しっせき》されたにもかかわらず、その事実に向き合わないで曖昧にしていると、上司、会社、はては仕事をすること自体に対して苦痛な記憶が定着して、予期感情があらわれてしまいます。

また、そのことを思い出して苦痛を再体験するときにも漠然と思い出すと、似ている状況や一緒に思い出したさまざまな状況が苦痛な感情と結びついてしまい、嫌なイメージができて、考えたり近づいたりするのがますます苦痛になります（汎化や高次条件付け）。

このように、本来は特定の仕事のやり方の問題だけに注意を向ければよかったはずなのに、その事実に向き合わないと、さまざまな連想が働いて広範囲のものに対して警戒することになってしまうのです。

何が起こったのか、たとえ嫌なことであっても、感情的体験に向き合って具体的に事実を整理することは、ストレスとなった体験を克服するために大切なことなのです。

そのうえで、いろいろなものをストレスとしてキャッチするようになった状態を克服するには、意識を外側に向けて事実を具体的に見て、イメージと自分の体験と照らし合わせることが必要になります。

意識が内向《ないこう》してとらわれてしまうと、頭の中だけで考えたことが意識を占拠するようになり、それを事実だと思い込むようになります。そして、その誤った事実をもとにしたゆがんだイメージを膨らませ、それにとらわれてしまうため、正しい判断ができなくなってしまいます。「イメージと実際は違う」のです。

森田療法の森田正馬先生は、そうした状況を説明するのに、大久保《おおくぼ》彦左衛門《ひこざえもん》（『三河物

図18　とらわれの程度

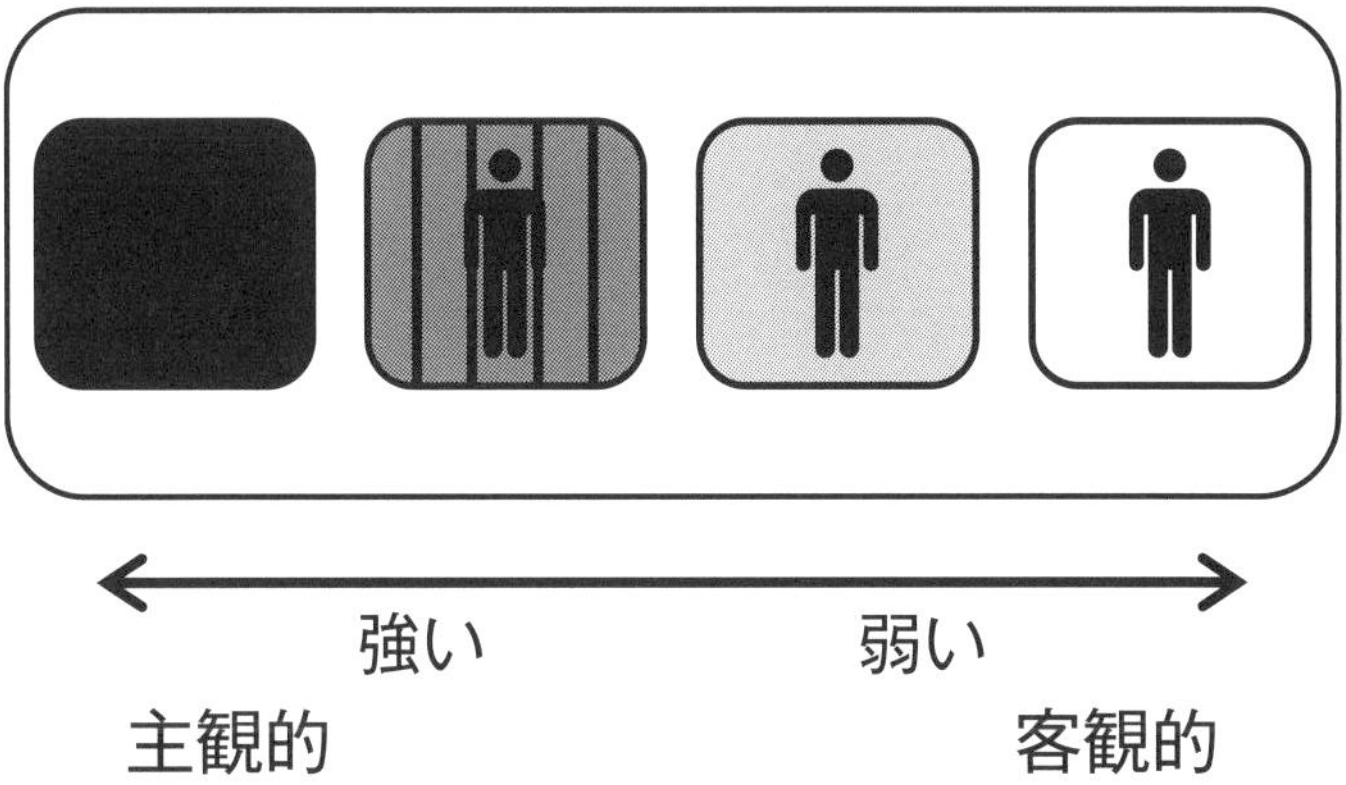

外界の情報が入ることにより、内界の情報が薄まるイメージで示しています。
つまり、事実をみることで客観的になれるのです。

語』の作者であり、天下の御意見番として徳川家康・秀忠・家光の三代に仕えた）の「迷いのうちの是非は、是非ともに非なり、夢の中の有無《うむ》は、有無ともに無なり」という言葉を引用しています（森田正馬全集第六巻）。

わかりやすくいうと、「迷いの中で（とらわれた状態で）『良い・悪い』をいってもそれは両方とも間違っている」ということだし、「夢の中で『ある・ない』といっても、それはどっちにしてもないもの」ということで、内向して主観的になっている状態では何を見ても正しい判断はできないということです。そして、森田先生は「事実唯真《じじつただしん》」という言葉を使い、「事実のみが真実である」と述べています。

事実を具体的に観察することにより、正しい情報が入り、主観が修正されて客観的な判断ができるようになり、事実にもとづいた正しい行動がとれるようになるのです（図18）。

またまわりをよく観察することによって、自然とまわりに調和しやすくなります。このことはとくに人間関係では明確に感じられるでしょう。

何を話してよいかわからないので、人の輪に入っていけないと悩まれる方も多くいらっしゃいますが、そのときは「よく相手の話を聞くように」とアドバイスします。これは単に聞き上手になりましょうといっているわけではありません。

人の話の輪に入れない人は、自分が何を話すかに意識が集中しすぎて相手の話が頭に入ってきていないのです。これでは話のタイミングをとることができません。相手の話をよく聞いていると、自然にその流れに合った話をタイミングよく話すことがしやすくなるのです。

転職や異動で環境が変わった人にも同様に、「まずはまわりをよく観察するように」とアドバイスします。これによって、状況に調和した行動がとれるようになるからです。

＊二念を継がない

たとえば、仕事の失敗を上司に叱責されて「やり方を間違えた。残念」と思うのは、禅でいう初一念《しょいちねん》でしょう。これは感情的記憶ができる際に「ハッ」と最初に意識される感情となりますが、誰にでも起こる素直な気持ちで問題はありません。むしろ、次にそのような状況があったときには、その記憶が瞬時によみがえり、同じような失敗を防ぐためのとても大切なものです。

しかし、そのあとに「また怒られたらどうしよう」という予期感情は二念となります。そして、二念を継ぐことがその事柄（体験）に意識を集中させて執着をもたらすことになり、とらわれがはじまります。

さらに「とらわれの悪循環」がまわって、「こんな仕事はもう断ろう」という三念、「でも、断ったらかえって評価が下がるかもしれない」という四念、「評価が下がれば居場所がなくなっていづらくなる」という五念……と思考がどんどん続くほどに心は不安や恐れでいっぱいになり、思い込みが激しくなって完全にとらわれていきます。

そのため、禅では坐禅をするときに「二念を継ぐな」と説きます。念を継ぐことで雑念が膨らんで心が整わなくなるからです。

初一念が浮かぶのは構わないけれど、次の念に意識がいかないようにすると、予期感情からの思い込みの連鎖が防がれ、初一念が生かされて、自然に周囲と調和した行動ができるのです。

とらわれを防ぐためには、大切な気づきである初一念のつらさを自然なものであるとそのまま受容して、「やり方を工夫して次は成功させよう」と建設的な行動に結びつけることが必要です。

＊自然な感情を受け入れる

苦痛なストレス体験によって生じる、不安、恐怖、悲しみ、嫌悪感《けんおかん》などは自然な感情であり避けることはできません。これらを感じないようにすれば余計に注意が向いてしまい、精神交互作用によって強くなり、苦しみが増すことになります。

また、それらの感情をまぎらす不適切な一時しのぎの行動、たとえば、回避やひきこもりなどの「回避的行動」、飲酒、過食、ギャンブル、自傷などの「自己破壊的行動」、八つ当たり、ケンカ、虐待《ぎゃくたい》などの「攻撃的行動」は、オペラント条件付けにより、やればやるほど悪化して（強化され）、ストレスに向き合うことができず、ストレス耐性が低下します。

それればかりか、これらの行動によりかえって問題が大きくなりストレスを抱えることになります。

このように、気分によって行動がとられた状態である「気分本位」になると、意味のない行動や、時に不利益になる行動さえして、目的を見失ってしまいます。

「よりよく生きたい」

「幸せな生活を保ちたい」

このようにと思うほど、相応の苦労を伴い、さらにそれを失う苦痛やそのことへの怖れが強くなるのは自然なことです。

体験によって生じる感情は自然なものと気づいて受容していくことが、苦痛を大きくしないためには大事なことです。

＊目的本位に行動する

とらわれないようにするには、もうひとつ「反転」という方法があります。

森田療法では、「死の恐怖」の裏には「生の欲望」があるということを人間理解の前提としています。

「死ぬ（うまくいかない）かもしれない」という不安（死の恐怖）の裏には、「よりよく生きたい」という願望（生の欲望）があり、それらは表裏一体のものであるということです。つまり、不安の背後には「願望」つまり「目的」があるのです。

したがって私は、ストレス体験によって不安を感じているときは、その裏にある願望や目的に気づくチャンスだと考えています。だからこそ、意識を不安な気分から目的へと向けることができれば、ストレスのとらえ方も大きく変わるはずです。

つまり、「気分本位から目的本位へ」と意識をシフトするのです。

たとえば、ミスをして上司に叱られたことで「仕事に失敗して評価が下がってしまったかもしれない」と不安に感じているのなら、「ということは、自分は仕事に成功して良い評価を得たいと思っているんだ」と反転させて考えます。すると、「良い仕事をして良い評価を得たいから、ミスをしたことを残念に感じているんだ。次は良い仕事ができるように方法を考えよう」とストレスの受け止め方も前向きに変わります。目的を見失わなければ、仕事の失敗も次の行動に役立つものになるのです。

ただ、その願望や目的は、必ず現実との折り合いをつけて、現実に即したもの（現実本位）でないと実現できません。想像の中の世界では「こうしよう」「ああしよう」と理想的な自分の姿をいくら思い描いても、現実にはなかなか思い通りにはいきません。想像を肥大化させてしまうと、現実とのギャップに苦しむことになります。

ですから、患者さんには「まず目的を明確にしてから行動に移しましょう」とお伝えします。

「仕事に成功して上司から良い評価を得たい」という目的をはっきりさせたうえで、「そのためにはどうすればいいか」というふうに、現実に即した方法を考えるようにします。そうして目的に向かって行動を積み重ねていくことで、自身で築いた現実が、理想に少しずつ近づいていきます。

「現実本位に考えて目的本位に行動する」ことで、ストレスがありながらも目的達成という自己実現に向けて進むことができるようになります。

「私は失敗したことがない。ただ、一万通りのうまくいかない方法を見つけただけだ」

これはトーマス・エジソンの言葉ですが、目的があればうまくいかないことにも意味を見出して、諦《あきら》めず歩んでいくことができます。

なお、目的本位に行動するための方法については、拙著『「いつもの不安」を解消するためのお守りノート』（永岡書店）で詳しく紹介しています。ぜひ目を通してみてください。

＊サマタ瞑想

気分から目的へと意識を切り替える訓練法として有効なものに「サマタ瞑想法」があります。これは、何か特定の対象、主に呼吸などに注意を向けて集中力を養う瞑想法で、先に紹介したマインドフルネスにおける瞑想の基本となるものです。

方法はとてもシンプルで、「呼吸によって鼻を通る空気の感覚、あるいは、お腹の動きに注意を絶やさず向けるようにする」だけです。雑念が浮かんでも、それを消そうとせずそのままそっと注意を呼吸に戻します。

一点に注意を集中することができれば、雑念に煩《わずら》わされず、とらわれが消えます。そうすることで心は落ち着き、また集中力も高まります。

サマタ瞑想によってひとつのことに集中する力をつけることは、気分に流されて目的を見失わないようにするための訓練になります。

コラム

「とらわれ」か「ルーティン」か

　野球のイチロー選手やラグビーの五郎丸選手など、スポーツ選手が試合の前や試合中に決まった動きをしているのを見たことがあると思います。この一連の動作のことをルーティンといいます。

　精神的に落ち着き、余計な考えなどを排除して集中力をあげることを目的に、ルーティンを取り入れているスポーツ選手が多いようです。

　ただ、特定の行動を繰り返すことから、不安や恐怖にとらわれてそれを打ち消すための行動に執着する「強迫性障害」ではないかと心配されることもあります。男子テニスのトッププレイヤーであるラファエル・ナダル選手もそのひとりです。

　ナダル選手は、ベンチでの休憩中に2本のボトルからドリンクを順番に飲んで慎重に特定の位置に特定の向きで置くとか、シャツの肩の部分や鼻をつまみ、髪を耳にかける動作を規則的に繰り返すなどのルーティンが多く、迷信や儀式にとらわれる「強迫性障害」ではないかとの噂《うわさ》も出るほどです。

しかし、本人は「私は迷信家ではありません。そうでなければ、試合で負けるたびに儀式を変えるでしょう。ルーティンは、いつも自分でもあつかいに困ってしまう自分の頭の中を整理するためのものです。そうすることで、『負けてしまう』さらにもっと危険な『勝てそうだ』という内なる声を沈黙させ、集中することができるのです」と語っています（Corriere Della Sera 2020.11）。

ナダル選手のいうように、結果にかかわらず、雑念にとらわれて集中力を失わないためにおこなうのがルーティン、結果を気にして「それをしないと大変なことになる」と不安に思っておこなうのが強迫行為といえるのかもしれません。いずれにしても一流のスポーツ選手ほど、とらわれがパフォーマンスにおよぼす影響の大きさを自覚しているのでしょう。

（3）複数のコイルバネで支える――心の支えが1本にならないように

心のバネは、支えるコイルバネの数つまり精神的支柱となるものが多いほど強くなります。しかし、ストレスに執着するようになると、心の中はそのことだけでいっぱいになります。つまり、精神的支柱がその1本だけになってしまうのです。すると、どんどんとらわれが強くなって、適応障害を発症することになります。

このように、「執着するとバネが1本になる」ということは、逆にいえば、「バネが1本にならないようにすれば執着を防ぐことができる」ということになります。

1—自分やまわりを広く観察する方法

繰り返しお伝えしているように、執着するとまわりが見えなくなり、自分を支えている精神的支柱さえも見失ってしまいます。したがって、執着しないようにするためには、自分やまわりを広く正しく観察することが重要です。

観察力を上げるには、「観察瞑想」と呼ばれる「ヴィパッサナー瞑想」が有効です。事実をありのままに認識したり、注意を分散させてひとつの考えに執着するのを防ぐ訓練になります。

＊ヴィパッサナー瞑想

実は、マインドフルネスでおこなわれる瞑想は大きく2つに分けることができます。先に紹介したサマタ瞑想は一点集中型の瞑想法ですが、ヴィパッサナー瞑想は移り変わるさまざまな対象をありのままに観察していく瞑想法です。

ヴィパッサナー瞑想では、今この瞬間に自分の心と身体が何を体験しているかに気づいていくことが重要です。一切の思考や判断を挟まずに、見たものを「見た」、聞いたものを「聞いた」、感じたものを「感じた」とひとつひとつに注意を向けながら、純粋に事実だけに気づいていきます。注意を向ける対象は精神内界のもの、たとえば心身の状態、感覚、思考、感情や、外の音など精神外界の事物の状態であり、それらを区別なく観察していきます。それらが今、この瞬間にどのようであるかを、ありのままに観察し続けます。

方法として、本当は自然の中で、鳥のさえずり、風の音……といきたいところですが、当院の診察室であれば、まず呼吸に注意を向け、次に最初に気づく音（たとえば換気扇の音）に注意を向け、そしてエアコンからの風に注意を向け、さらに待合室からかすかに聞こえる音楽に……というように、今この瞬間に自分が体験していることすべて同時に注意を向けていきます。

さまざまな対象をありのままに観察することで、まわりを広く正しく観察する力を養うことができます。また、いろんなことに一気に注意を向けることになるので、結果、注意が分散されて、ひとつのことだけに執着して考えるということがなくなります。

このようにヴィパッサナー瞑想は、とらわれないようにする心の訓練になるので、適応障害の予防・治療にとても有用と考えます。

なお、適応障害の予防・治療のためには、一点集中型のサマタ瞑想と今、体験している複数の対象に注意を向けるヴィパッサナー瞑想と両方をおこなうのが理想的です。それぞれ数分ずつでもいいので、毎日、サマタ瞑想からヴィパッサナー瞑想という順番で両方をおこなうようにしてみてください。注意の集中と分散が身につき、ひとつのことにとらわれにくい状態になって心が落ち着いていきます。

本来瞑想は、「無常」「苦」「無我」などの仏教の真理を洞察することが目的ですが、世俗的な生活をしたままでは困難であり、何かを悟るというのは無理があるでしょう。かえって「何が正しい瞑想だ」「悟りとはなんだ」ととらわれてしまうことは50ページのケロケツの話で説明した通りです。悟りが開けなくても役に立ちます。難しく考えずに、素直な気持ちでやってみましょう。

2―精神的な支えを増やして充実させるヒント

＊相談相手を見つける

ストレスに適応することに苦しんでいる人には、「この程度で弱音《よわね》を吐いてはいけない」と我慢してしまうケースも多く見られます。とくにまわりを気づかう方や責任感の強い方、あるいは自尊心の強い方や反対に自信のない方は、人に悩みを打ち明けることが苦手だったり難しいと考えたりする方が多いようです。

ですが、ストレスをひとりで抱え込んでしまうと、「ああでもないこうでもない」と考えすぎて「とらわれ」の状態に陥り、余計にストレスに対する不安や抑うつが膨らみ悪循環になるのは、ここまで見てきた通りです。このように心がとらわれの状態に陥ると、自分自身でそれを断ちきるのは難しくなります。

ストレスを強く感じたら、できるだけ早く、少なくともストレス状況を回避するようになる前に、周囲の人に相談しましょう。胸のうちを誰かに話すだけでも心の重荷が減り、楽になるものです。また、周囲の人に相談することで具体的なサポートを得られたり、環境を調整してもらえたりすれば、それだけストレス状況に適応しやすくなります。

したがって、相談する相手は、信頼ができ、話しやすく、必要なら助言や支援をしてくれる人であることが大切です。日頃から、ひとりでいいのでそのような存在を見つけておきましょう。直属の上司がそんな相談相手であれば理想的です。

しかしながら、直属の上司との関係が問題である場合も少なくありません。そんなときは同僚や先輩に相談することで、「そんな状況じゃつらいよね」と共感を得られたり、「このところ奥さんとうまくいってないらしいよ。その影響じゃないかな」などと自分と違った視点が得られたりすることで、「なんだ、そうか」と気が楽になることもよくあります。あるいは、上司のさらに上の上司や、斜め上の上司などに相談することで、何かしら具体的なサポートを得られるかもしれません。それで環境は変わらなくても、「君が頑張っているのは私もよく知っているよ」などと、なにか一言かけてもらえるかもしれません。それだけで元気が出たりするものです。

もしも、転職や異動をしたばかりでまわりに信頼して相談できるような人がいなかったり、みんな忙しくて支援を得られにくい環境だったりした場合はカウンセラーに、あるいは、すでにときどき欠勤するなど回避がはじまっていたりするような場合には、心療内科や精神科の専門医に相談することをおすすめします。

本章の冒頭でも述べましたが、キャリアや処遇上の不利益を心配して、医療機関にも相談することをためらう方が少なくありません。そのため、強いストレスにさらされて症状が深刻化してから受診されるというケースがよく見られます。

適応障害は慢性化させてしまうと、うつ病などの大きな病気を引き起こしてしまう可能性もありますから、思い当たる症状があれば、回避が強くなる前に専門医に相談することをおすすめします。

コラム

家族や周囲の果たす役割の大きさ

家族や友人、同僚などあなたのまわりに適応障害のサインを示している人がいたら、早めに話を聞いてあげてください。

そのとき、まずは、本人の話をじっくり聞き、本人の立場に立って、本人の気持ちを理解するように共感して心に寄り添うことが大切です。誰しも、自分のことを理解してくれないような人には、心のうちを打ち明けたりはしませんから。

自分の話したことが相手に理解され受け入れられたと感じると安心します。すると、ストレスに圧倒されてこわばっていた心がほぐれて、心のエネルギーが少しずつ回復してきます。そのうえで、環境を調整したり支援をしたりして負荷を軽減し、本人がストレス状況に適応できるよう働きかけることが重要です。

ただし、本人の適応力を過小評価して、過剰な同情や支援をすると、逆効果になることがあるので注意が必要です。過剰な配慮は本人の主体的な回復力を奪い、社会的責任を回避させることになり、現実逃避的な反応を助長することになるからです。

一方、職場における過重労働やパワハラ、セクハラなどの不当なストレスに対しては、積極的に介入することが求められます。それは本人にとってはもちろん職場のリスク対応にとっても重要なことだと考えます。

＊趣味やスポーツなど精神的支柱となるものを増やす

そもそも人の心というのは、ひとつのことで成り立っているわけではありません。実際には、仕事や家庭、友人、趣味などいろいろな要素があります。たとえば、家屋が複数の柱によって支えられることでバランスを保ち、風雨や地震など多少の衝撃を受けても倒れることなく建ち続けていられるように、心もまた支える要素（柱）が多いほど精神的に安定します。

しかし、働いている人たちには、家族や友人、恋愛、趣味、ときには健康すらも犠牲にしながら、仕事をしてきたという方も少なくありません。そこには「仕事が好きで生きがいだから」という人もいれば、「経済的な理由から否応《いやおう》なく」という人もいます。いずれの場合も、仕事一本に自分の人生の多くをかけているわけですから、それがうまくいっているうちはいいのですが、何かのきっかけでうまくいかなくなると、途端にぐらついて精神的に不安定な状態になってしまいます。

図19　精神的な支柱を充実させる

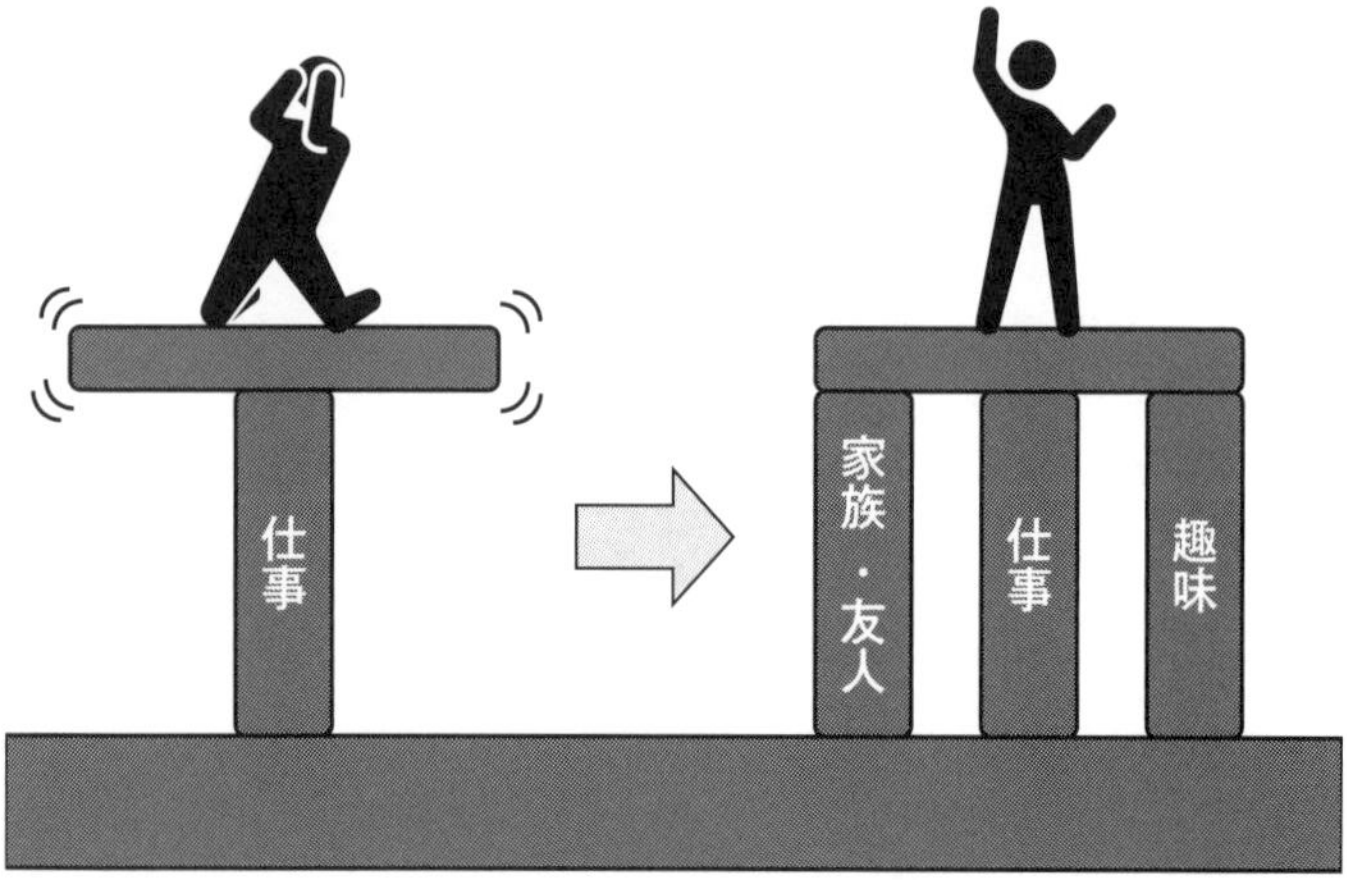

どんなに太い柱であっても、突然強い衝撃が加わると、傷ついたり揺らいだりしてしまうものです。そのとき、ほかに柱がなければ、そのまま倒れてしまうかもしれません。しかし、細くともほかにも柱がたくさんあれば、倒れてしまわず、持ちこたえることができます。

仕事という1本の柱のみに依存せず、家族やパートナーとの時間を大切にしたり、スポーツや趣味を楽しんだり、友人との交流や習い事を充実させたりと、それまでとらわれによって見えてなかった柱をぜひ大切に扱ってください。

そうして一本一本の柱を強化すれば、またどこかの柱がぐらつくようなことがあっても、大きく動揺することはありません。

それらは精神を支える柱（心のバネのモデルではコイルバネ）であり、人生の大切な財産になります（図19）。

適応障害の治療――とらわれから解放する

適応障害の治療でおこなうことは予防とほぼ同じですが、すでにとらわれが進み、本人が適応できないような強いストレス反応が起きている状態なので、おこなう順番に留意する必要があります。

まずは大事な準備として治療関係の構築と乱れがちな生活を整えることからはじめます。次に強いストレス反応が起きたままではストレスに対処するのは困難なので、いったん反応を鎮静するために、ストレス量を調整（減量）し、サポート体制をつくります。そのうえでストレス耐性を上げる訓練をおこない、とらわれから解放します。その後、段階的にストレスをかけ、原因となったストレスに適応できるようにしていきます。

心のバネのモデルでいうと、まずはバネのコンディションを回復させ、次にオモリの量を調整し、コイルバネの数を増やすことにより伸びてしまっているバネを戻します。そのうえでバネの強化をはかり、十分に強化することができたら、今度は徐々にオモリを元に戻して対応できるようにするイメージです。

（1）バネのコンディションを回復させるために

＊共感から治療がはじまる

すでにとらわれている人に「そんなことは大したことではない」「みんな同じだよ」と説得をしても、「自分のことをわかってくれない」と、かえって主観的な世界に入ってしまいます。

ですから、まずはじめに、とらわれている本人の立場に立って傾聴することが大切になります。前述のアドラーが、

「他者と関わるうえでもっとも重要なことは、他の人の目で見て、他の人の耳で聞き、他の人の心で感じること」

といっているように、共感することが大切です。

治療においても、「支持的精神療法」といって、受容・共感の意を示しながら患者さんの話を傾聴することで、患者さんが感情や言葉で表現することをうながします。不安や恐怖によって一時的に機能不全になっている心の働きを支えて、落ち着かせることからはじ

めていきます。それによって、医師と患者の間に良好な治療関係が構築されるようお互いに務めます。

また、その過程で、医師は、適応障害を引き起こしているストレスを同定し、ストレスの内容が本人に対してどのような意味を持つかを理解していきます。そのうえで、どのような方法で患者さんがストレスに対応できるようになるかを検討します。

＊生活を整える

ストレスに対応するためには、日常生活を整えることが大切であることは先に説明しましたが、治療においてはさらにそのことが重要になります。とくに休職している患者さんについては、通勤をしなくなると生活にメリハリがなくなり、生活が乱れやすくなります。

したがって、休職の初期段階では患者さんの疲労度によって休息を中心に生活をしてもらうことがありますが、その場合も、睡眠のリズムは崩さないよう注意をうながします。

ところで、休職が必要と判断した患者さんには、「家で閉じこもっているのはよくないので、ジムで適度に汗を流しましょう」とか「気分転換も兼ねて散歩や走りに行ってはどうでしょうか」というように、身体の調子を整えるよう指導をします。

ストレス状況に立ち向かうには、相当なエネルギーを必要とします。ですから、体調を整え十分にエネルギーを備えることは、大切な治療の一環です。休職中にスポーツやお稽《けい》古事《こごと》をすることをためらう人や、「休んでいるのにスポーツを楽しんでいる」と咎《とが》める周囲の人たちもいますが、決してサボっているわけではないことを、双方が理解する必要があります。

（2）バネの伸びすぎをいったん戻す

＊環境調整（ストレスの量を調整）

強いストレス反応が出ている状態では、予防法で述べたようなストレス耐性を上げる訓練が十分にできませんので、治療においては環境調整をおこないストレス反応を和らげて、精神的な余裕を確保します。

職場の場合、環境調整には主に2つのケースがあります。ひとつは仕事の量や責任など業務負荷の調整、もうひとつは人間関係や業務の適正などの職場環境の調整です。

いずれも会社の協力が必要ですので、診断書にその旨を記載したり、上司や人事課の方に診察に同行してもらい、一緒に相談することもあります。

＊仕事の量や責任を見直す

かつては長時間労働が常態化し、月の残業が１００時間、多いときは２００時間を超えるという時代がありました。その後、長時間労働が原因で社員が自殺するという事件などをきっかけに、「働き方改革」が推し進められるようになり、現在では、それほど極端な長時間労働を強《し》いられることは少なくなりました。

とはいえ、今も業種や部署によっては残業時間が伸びがちで、とくに管理職にしわ寄せがいっているという状況も珍しくありません。また、規定時間内ではあっても、その人にとっては仕事の質・責任ともに過重になっているということもあります。

そうして、業務的な負荷から心身ともに疲れ果て、適応障害を発症する方もいらっしゃいます。「みんなが頑張っているんだから」といって無理をしたり、させたりすると、すっかり気力を奪われて、うつ病にまで発展してしまうこともあります。

このようにストレスが仕事の負荷であることが明らかな場合には、まわりが手伝うなどしてその負荷を減らすことが、もっとも合理的な解決方法になります。

ただし、その際、負荷を減らしすぎないように留意する必要があります。極端にストレスを軽減させ、その状態に慣れてしまうと、症状が改善してから仕事を少しずつ増やそうとしても、受け入れられなくなってしまいます。負荷をかけられるのが怖くなってしまうのです。ですから、ストレスの軽減は、本人が対応できて仕事としても成立する適切なレベルにとどめることが大切です。この点が筋力トレーニングと似ています。

＊人間関係や業務の適性を見直す

平成18年に厚生労働省から「労働者の心の健康の保持増進のための指針」が示されたこともあり、会社側も社員のメンタルヘルス対策に前向きに取り組むようになっています。私のところへも直属の上司や人事部の方などが「様子を聞きたい」「対応を聞きたい」と同行されることもよくあります。

上司には、自分の態度がストレスの原因だと気づいていない人も少なからずいて、話し合うことで解決の糸口が見えることもあります。しかし、１８９ページのコラム「人間関係でトラブルになりやすい人のタイプ」でもお話ししたように、上司のパーソナリティに問題があるなどで、同じ部署から複数の不調者が出ているようなときは、部署の異動を検討することもあります。

一方、部署を異動すると、それによる環境の変化によって適応できなくなるというケースもあるので注意が必要です。40歳過ぎまでずっと同じ経理の仕事をしていてとくに何の問題もなかったのに、突然、営業アシスタントに異動になり、それから会社に行けなくなってしまったという方もいらっしゃいます。

この場合、新しい業務がその人に適していないことは明らかであり、「どう頑張っても適応困難だろう」と想像もつきます。そこで、診断書に「環境面の影響が大きい」ということを書いたところ、会社のほうも、それまでは不適応な反応をまったく起こしていなかったことから納得をしたようで、元の部署に戻ることができました。おそらくその方は、対応が早く、戻ってからすぐに回復したことから、そのままその部署にいれば今後は適応障害になることはないでしょう。


さて、このように、周囲のサポートを得てストレス環境を改善することができた場合、ひとつ注意しなくてはいけないことがあります。それは、結果的に、ストレスを回避したのと同じだということです。ですから、環境が変わったからといって安心せず、再び似たようなストレス状況に直面する可能性のあることを踏まえて、精神療法などをおこなってストレスの対処法を体得し、ストレス耐性を高めていくことも必要です。

しかし、前にも述べたようにパワハラやセクハラのように理不尽《りふじん》なストレスに対しては別です。本人をそのままのストレス環境に適応させようとするのは無理がありますから、会社の協力を得て環境の改善をはかります。

＊周囲のサポートを得る（コイルバネの数を増やす）

患者さんには、身近に相談できる人をみつけることを強くおすすめします。

２０６ページの「(３）複数のコイルバネで支える――心の支えが1本にならないように」でもお話ししたように、相談することで安心でき、自分を客観視しやすくなるからです。また、相談相手にアドバイスをもらったり、手伝ってもらったりするなど、ひとりで抱え込んでいた問題を一緒に解決してもらうことで、精神的にも物理的にもサポートが得られ気持ちが楽になります。そうすることで、ストレス耐性を上げたり、ストレスを乗り越えたりする訓練をおこなうことが可能になります。

(3) バネを強化し回復につなげる

＊バネの強化などの予防法を実践

日常生活が整い、環境調整や周囲のサポートによって初期のストレス反応が一時的におさまったところで、１７２ページで紹介した「(２）バネを強化する――レジリエンスを高める」を実践していきます。

①ストレス体験ができる準備――感情調整法を身につける
②良好な人間関係を築く――コミュニケーション能力を高める
③精神的弱点を緩和《かんわ》する――とらえ方を変える
④とらわれの悪循環を防ぐ――現実本位に考え、目的本位に行動する

をおこないますが、その中で、本人にとってとりわけ重要なところを医師と話し合いながら見つけ重点的に強化します。

＊段階的にストレスを体験して克服していく

ストレスへの対処法が身につき、「目的や目標の大きさに応じて不安や苦痛が伴うのも自然なこと」という自覚を持てるようになってきたら、不安や抑うつを受容しつつ目的を達成するための方法を考え、それを実践していきます。ここではとくに、休職した人が復職するためのアプローチ法を説明します。

▼段階的曝露療法

適応障害では多くの場合、回復を得て目的を達成するためには、原因となったストレスを乗り越えることが必要になります。たとえば、先に紹介したAさんも仕事で良い評価を

得るためには、上司への恐怖を克服する必要があります。

そのときにおこなわれるのは、行動療法のひとつである「段階的曝露療法」です。

本来、ストレスに身を置く（曝露）ことで生じた不安や恐怖といった不安反応は、時間が経つにつれて減衰していき、また曝露を繰り返すたびに程度も軽くなります。そのことを実感するために、あえて恐怖を感じる場面に曝露して、慣れていくのが段階的曝露療法です。

「段階的」ですから、いきなりストレスに立ち向かうのではなく、不安の少ないものからはじめ、本人のストレス耐性に合わせて段差も調節します（図20）。また、当院では前述したように曝露の前に、不安への対処法を練習してもらいます。

たとえば、上司のストレスによる恐怖が拡大し、通勤電車に乗ることすらできなくなって休職しているのなら、まずは電車に乗ることからはじめます。そのとき、不安反応がまだ大きく自宅の最寄り駅を見ただけでも吐き気がするようなら、その前に最寄り駅に行くことを練習します。最寄り駅に行っても不安が強くあらわれないようになったら、再び電車に乗る訓練をします。

そうして多少の不安や恐怖を感じつつも電車に乗れるようになれば、次は会社の最寄り駅まで行き、そこも大丈夫なら次は会社の前まで行ってみる、というように少しずつ不安

図20　ストレス耐性には個人差がある

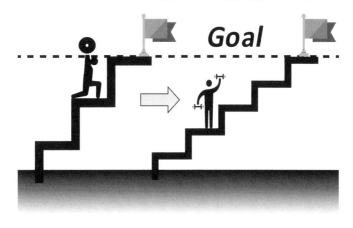

段階的にストレスを克服していきます。段差はその人の状態（ストレス耐性）に合わせて調整します。

の対象に近づいていきます。

＊図書館やリワーク施設を利用した通勤訓練

症状が軽快し、生活も整い、電車に乗れるまで回復すれば、復職に向けて会社近くの図書館を会社と見立てて、会社と近いスケジュールで通勤する訓練を開始していきます。なるべく勤務していたときと同じ服装で通い、図書館で読書や勉強などを勤務時間に合わせておこないます。そして、その中で起こってきた問題を治療で取り上げて、対処法を検討することを繰り返していきます。

ただ、通勤訓練をひとりでおこなうのは、スケジュールの管理やモチベーションを保つことにおいて、困難を感じる方も少なくありません。その際にはリワークを利用するのも有効です。

リワーク（return to work の略語）とは復職支援プログラムや職場復帰支援プログラムのことです。日本うつ病リワーク協会ホームページに詳しくありますが、ここではその概要を説明します。

リワークは、復職支援プログラムを実施するデイケアを備えたクリニックや病院でおこなわれます。そこでは精神疾患《しっかん》により休職している方が職場復帰できるようにリハビリテーションをおこないます。

たとえば、プログラムに応じて決まった時間に決まった施設に通うことで、会社への通勤を想定したトレーニングができます。また、その人の仕事に近い内容の模擬的なオフィスワークや軽作業、さらに復職した後に再発しないための疾病教育や認知行動療法などの心理療法もおこなわれます。

プログラムをおこなうことで、それまでの働き方や考え方を振り返りながら、休職に至った要因を再確認するとともに、復職したときに同じ状況にならないよう心理的対策などの準備もしていきます。加えて、プログラムを通して同じ状況の参加者と仲間意識が醸成されることも治療効果として大きいと考えます。

このように、少しずつストレスの度合いを段階的に上げながら、それに向き合うという実体験を重ねることで、ストレスに適応する方法を体得していきます。

＊薬物療法

回避行動がはじまっているなど、症状によっては薬物療法をおこないます。とはいっても「適応障害の治療薬」というのはまだありません。ですから、不安感や抑うつ状態が強くあらわれている場合には抗不安薬や抗うつ薬を、よく眠れないという場合には睡眠薬などが使用されます。あくまで対症療法であり、根本的な治療法ではないという位置づけですが、私は、自身の臨床経験と、同じストレス性の障害であるＰＴＳＤや、同じとらわれの現象が見られる社交不安障害、強迫性障害などにＳＳＲＩの効果が示されていることから、ＳＳＲＩが適応障害にも有効ではないかと考えております。

実際の診療場面でも薬物療法が必要な場面は少なくありません。心身の症状が著しく強いときに、前述したようなリラクゼーション法や気分転換だけでは、なかなか症状を緩和できず、回避行動がすすんでしまう場合があります。そのようなときは、まずは薬を使って症状を和らげたうえで精神療法や環境調整をおこなえば、ストレスの回避を最小限にとどめ、病状の悪化を防ぐことが可能となります。

たとえば、復職に向けてのトレーニングとして、「出社が怖くなってしまった」という人に、通勤電車にまずは乗って慣れてもらうという「段階的曝露療法」（２２３ページ）をおこなうことがあります。そのとき、恐怖反応が強すぎると、「通勤電車」に新しい恐怖を植えつけてしまいかねません。そのような場合には、薬で恐怖反応を抑えてからトレーニングをおこなうほうが効果的です。

また、適応障害と診断された方の中には、本来はうつ病や不安障害なのに、病気の進行途中だったりして、症状が足りないために診断基準を満たさず、適応障害とされている方もおり、その方たちには薬物療法がとくに重要になります。

　このように、精神療法とあわせながら薬物療法を取り入れることは、治療効果を上げるうえでとても有用と考えます。

＊身につけたスキルを復職で実践する

　段階的曝露療法や通勤訓練によって、会社の近くまで規則的に通えるようになり、再発防止の準備ができるなどストレス状況にある程度適応することができたら、復職を考えます。そして、復職をする際には、次のようなアドバイスをします。

「まず、まわりをよく観察することが大切です。新しい環境や休み中に変わった点、とくに人員配置や仕事の手順の変更点を確認すること。そして、最初は受け身の姿勢で現状を受け入れ、まわりと歯車がかみ合うようにすることが大切です」

「今度こそうまくやろう」などと考えて、自分に余計なプレッシャーをかけて焦ってはいけません。ここまでトレーニングしてきたことを思い出して、**「仕事にミスや失敗はつきもの」「不安や抑うつを受け入れつつ、できることをやっていこう」**ということを念頭に、勤務の目的である目の前の仕事に取り組んでいくことが大切です。

　そうして仕事をする中で、ミスや失敗をしてしまい「ああ、またか」と落ち込み、「また具合が悪くなってしまった」と感じることもあります。しかし、たいていは病気の悪化ではなく、以前のイメージが思い出されたにすぎません。

そのようなときは、反芻して引きずらないためにも、一度立ち止まって休憩しましょう。そして準備しておいたコーピングを試してください。翌日に楽になっているようなら大丈夫です。本来の目的を思い出して、自分の今すべきことに集中することが大切です。

うまくいかないときは、これまでの方法を振り返り、修正していくことを繰り返してください。ストレスへの対処がより洗練されたものになっていきます。

そうして、不安や抑うつにとらわれずに目的に向かって進めていければ、つらかったストレスに適応できるようになったということです。それはとらわれから解放され、適応障害を克服した状態であり、すなわち「**適応障害になる前よりもストレスに強くなった**」ことを示しています。

あとがき

本書を最後までお読みくださり、ありがとうございました。この本は、当院を訪れた患者さんと治療を通して一緒につくり上げたものといえます。

精神科の治療はプロローグの冒頭で申し上げたように真剣勝負です。うつ病、適応障害、強迫性障害、社交不安障害、パニック障害、全般性不安障害（全般不安症）、不眠症などの精神疾患《しっかん》の治療をするわけですが、精神科治療では検査をして診断し、薬を出すという物理的治療のみではとても闘えません。

表に見える症状の裏側にはそれぞれの患者さんのさまざまな悩みがあるからです。会社、家庭、友人、恋人、自分自身などについての悩みを抱えて日々闘っているのです。もちろん、個人の悩みは本人しか解決できません。しかし私は、リングには一緒に立てなくても、日々の健康管理をおこない、ともにトレーニングをして、試合の日にはセコンドに立ちたいと思っています。

私は精神薬理学を研究のテーマとしてきました。私が精神科医になった1990年代は、さまざまな新薬が市場に出て、これまでの薬物療法にあった副作用や効果の限界についての問題を解決に向かわせました。またEBM（エビデンスに基づく医療）が重視されはじめた時期でもあります。一方でバブルが崩壊し、自殺者やうつ病の患者さんが増加した暗い時期でもありました。

私の精神科医としての基礎を築いてくれた東京慈恵会医科大学精神医学講座の初代教授は、森田療法の創始者である森田正馬先生であり、私が講座に入ったときの主任教授は精神分析学の第一人者である牛島定信《うしじまさだのぶ》先生でした。いわば精神療法の空気に包まれながらも、私は新しい薬剤のエビデンスに魅せられて、その力を信じて薬物療法を中心に診療をおこなっていました。

常にどんな薬がどんな症状に効くかを考えて、その組み合わせを工夫すれば治療ができるのではないか、患者さんの気持ちが楽になるのではないかと考えていたのです。

慈恵医大では多くのところに建学の精神である「病気を診《み》ずして病人を診よ」という学祖である高木《たかき》兼寛《かねひろ》先生の言葉がかかげられていたにもかかわらず、当時の私の目にはちゃんと映っていなかったのでしょう。

しかし、多くの患者さんの治療を経験するうちに、薬物療法のみでは十分な回復が得られず精神療法を重視する必要があると考えるようになりました。

薬で主要な症状がおさまっていても、恐怖や喪失感といったつらい記憶が残っており、ことあるごとに思い出しては苦しみ、その苦しみから逃れるために消極的な生活を送っている患者さんが多くいたのです。これでは患者さんの悩みが解決したとはいえません。そうして薬物療法のみでは回復が得られないという結論に至りました。

このように精神療法の重要性を教えてくれたのも患者さん方でした。とくに当院を訪れる人生の諸先輩方にはさまざまな本質的なことを教えていただきました。そして精神療法の重要性にしっかりと気づいたときに軸足を切り替えることができたのは、慈恵医大精神医学講座で精神療法の空気に包んでいただいたおかげであり、同講座の主任教授（現同大学名誉教授）であった中山和彦《なかやまかずひこ》先生から森田療法を直接ご指導いただけたからこそと感謝しております。

それから、心を治療する精神療法と心の病気を治療する薬物療法を両輪として、その両方をうまくコントロールすることが回復にとって重要であると考えるようになりました。

薬物療法についてはエビデンスが集積されているため、使い方にあまり迷いはありません。おそらく多くの精神科医が、患者さんの訴えを聞けばすぐに使う薬が頭に浮かんでいると思います。しかし精神療法についてはそうはいきません。

薬物療法が患者さんの病気の部分を対象にするのに対し、精神療法は病気の部分にとどまらず患者さんの心全体を対象とします。もちろん心全体を治《なお》すということではなく、心の中にあることは何でも治療の対象にするということです。ですから、同じ疾患の人でも悩みは千差万別であり、同じ精神療法はできません。そのため、エビデンスを求めると認知行動療法や対人関係療法などのマニュアル化しやすいものに限られてしまうのです。

森田療法や精神分析療法はより深い治療関係を結ぶことから、エビデンスのために必要なプラシーボを設定するような実験的治療には向いていないのです。精神療法にエビデンスを求めることにとらわれると、最終的には誰が誰にやっても同じというように単純化された、治療関係も希薄なものしか残らなくなる危険すらあります。これでは、得点を意識したカラオケと同じで気持ちはどこかにいってしまいます。

そのため、私は精神療法についてはエビデンスにこだわらず、患者さんの回復を第一の目的と考えて、森田療法、認知療法、行動療法等の要素を、自由に取り入れた精神療法をおこなっています。

そのモットーは「現実本位に考え、目的本位に行動する」です。本書もこの考えに則《のっと》って書きました。

当院を訪れる患者さんの中には自己実現のための高い目標を持ち、大きな社会的責任を課せられている方も珍しくはありません。それらの方々はとても能力が高く、高い目標や大きな社会的責任にふさわしい力を持っておられます。しかし、何かにとらわれることによって力が十分に出せなかったり、利用できない状態に悩んで来院されるのです。

これらの方々と一緒に悩みに向き合い、とらわれから解放されるトレーニングをおこない、「現実本位に考え、目的本位に行動する」を実践していただいた結果、ご本人の力が発揮されて自己実現できたときはとてもうれしく思います。

また、さまざまなストレスにとらわれて、自信を失い自分の力を過小評価している方も多くいらっしゃいます。その方々の悩みと一緒に闘い、とらわれから解放されることでストレスにより強い自分になられて、本来の力を発揮して社会で活躍されていることは、精神科医としてこのうえない喜びです。

これからの不透明な時代をとらわれずに、自分らしくどう生きていけばよいか、本書が、そのための一助になればこれほどうれしいことはありません。

最後になりましたが、現代の「とらわれ」に着目し本書の出版の機会をくださった、さくら舎編集部の猪俣久子さん、そのほか私を支え続けてくださった皆様に感謝申し上げます。ありがとうございました。

勝《かつ》 久寿《ひさとし》

●参考文献

米国精神医学会（2014）『ＤＳＭ－５精神疾患の診断・統計マニュアル』髙橋三郎・大野裕監訳（医学書院）

O'Donnell ML et al.（2019）"Adjustment Disorder: Current Developments and Future Directions" Int J Environ Res Public Health 16.

新村出編（2018）『広辞苑』第七版（岩波書店）

山田忠雄他編（2011）『新明解国語辞典』第七版（三省堂）

Ｈ・Ｊ・アイゼンク編（1965）『行動療法と神経症』異常行動研究会訳（誠信書房）

厚生労働省「平成三〇年 労働安全衛生調査（実態調査）」

Newsweek "Silent Princess"（1996）https://www.newsweek.com/silent-princess-178780

宮内庁「ニュージーランド・オーストラリアご訪問に際し（平成一四年）」https://www.kunaicho.go.jp/okotoba/02/gaikoku/gaikoku-h14-nz-australia.html

志水洋人（2014）「医療化論の動向」『年報人間科学』35

Peter Conrad（2007）*The Medicalization of Society*, Johns Hopkins University Press.

WHO "International Classification of Diseases 11th Revision" https://icd.who.int/en.

川嵜弘詔監修（2019）「ＩＣＤ－11をめぐって」『DEPRESION JOURNAL』7

松岡豊（2019）「栄養精神医学の現状と展望」『臨床精神薬理』22

Haghayegh et al（2019）”Before-bedtime passive body heating by warm shower or bath to improve sleep: A systematic review and meta-analysis” Sleep Med Rev 46
Peluso MA, Guerra de Andrade LH（2005）”Physical activity and mental health: the association between exercise and mood” Clinics 60
Edmund Jacobson（1938）*Progressive Relaxation*, University of Chicago Press.
James Maas, “Sleep for Success and Sleep to Win! “ https://jamesmaas.com/
第３回国連総会採択（1948）「世界人権宣言」
Bower & Bower（1991）*Asserting Yourself updated edition*, Da Capo Lifelong Books.
マイルズ・L・パターソン（2013）『ことばにできない想いを伝える』大坊郁夫監訳（誠信書房）
現代社会教科書研究会編（2019）『現代社会用語集』第二版（山川出版社）
森田正馬（1975）『森田正馬全集』第六巻（白揚社）
勝久寿（2017）『いつもの不安を解消するお守りノート』（永岡書店）
Corriere Della Sera（2020）”Nadal: «Djokovic e le sue imitazioni? Non mi offendo mai. Federer? Uno dei più grandi della storia»”
https://www.corriere.it/sport/20_novembre_01/rafael-nadal-intervista-djokovic-federer-7dabe1b4-1b8d-11eb-be91-5d9fe2674d18.shtml
日本うつ病リワーク協会「リワークプログラムについて」
https://www.utsu-rework.org/rework/index.html

著者紹介
人形町メンタルクリニック院長。医学博士。精神科医。
一九六七年生まれ。一九九二年、旭川医科大学を卒業後、北海道大学医学部附属病院麻酔蘇生科で研修。一九九五年に東京慈恵会医科大学精神医学講座に入局して高度先進精神医療に従事。二〇〇四年に人形町メンタルクリニックを開設。精神保健指定医、精神科専門医、臨床精神神経薬理学専門医、日本医師会認定産業医、日本精神科産業医協会認定会員。行政機関や企業のストレス対策についての研修やメンタルヘルス相談に尽力している。
著書には『「いつもの不安」を解消するためのお守りノート』（永岡書店）がある。

「とらわれ」「適応障害《てきおうしょうがい》」から自由《じゆう》になる本《ほん》
——不透明《ふとうめい》な時代《じだい》の心《こころ》の守《まも》り方《かた》

二〇二一年七月一二日　第一刷発行

著者　勝《かつ》 久寿《ひさとし》
発行者　古屋信吾
発行所　株式会社さくら舎　http://www.sakurasha.com
東京都千代田区富士見一-二-一一　〒一〇二-〇〇七一
電話　営業　〇三-五二一一-六五三三　FAX　〇三-五二一一-六四八一
編集　〇三-五二一一-六四八〇
振替　〇〇一九〇-八-四〇二〇六〇

装丁　石間 淳
装画　大庭英治
本文図版　朝日メディアインターナショナル株式会社
印刷・製本　中央精版印刷株式会社

ISBN978-4-86581-301-2